Michelle Amecke

Der SEELE wieder Flügel verleihen.

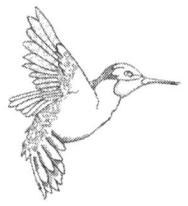

Michelle Amecke

Der SEELE wieder Flügel verleihen.

Wie Sie emotionale Wunden und seelische Verletzungen
erkennen & liebevoll überwinden.

Traumata erkennen, auflösen und wieder mehr Lebensfreude spüren.

BONUS:

Subliminals gegen Ängste und Panikattacken.

Kostenloser Download der Audios:
https://michelle-amecke.de/endlichangstfrei/

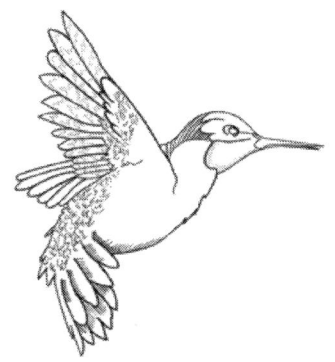

Impressum:

1. Auflage Mai 2021
©Michelle Amecke
978-3-949446-02-3

Alle Rechte vorbehalten
Michelle Amecke
Kolmarer Straße 14, 44137 Dortmund

Umschlaggestaltung: Michelle Amecke via canva.com
Umschlag & Inhalt erstellt mit @Canva.com

Alle Rechte vorbehalten.

Wichtiger Hinweis der Autorin:

Die Informationen, Tipps, Ratschläge und Adressen in diesem Buch sind sorgfältig recherchiert und geprüft worden und entstammen auch der Erfahrung aus der pädagogischen Praxis. Doch die Angaben sind alle ohne Gewähr. Die Autorin kann für Schäden oder mögliche Nachteile, die aus dem Befolgen von Ratschlägen oder praktischen Hinweisen entstehen könnten, keine Haftung übernehmen. Alle Hinweise, Hilfestellungen und praktischen Anwendungen sollen sowohl einen (Fach-)Arztbesuch als auch eine Diagnose oder Untersuchung nicht ersetzen, sondern eine Information als Ergänzung darstellen. Für die Anwendung der Empfehlungen wird keine Haftung übernommen.

*„Ich bin zu der Überzeugung gelangt,
dass ein Trauma heilbar ist
und dass der Heilungsprozess ein Katalysator
für tiefgreifendes Erwachen sein kann,
ein Türöffner für emotionale und
echte spirituelle Transformation."
(Peter Levine)*

Inhaltsverzeichnis

Inhaltsverzeichnis 11
Vorwort 7
Kapitel 1 11
1.1 Wie Trauma entsteht 12
    1.1.1 Was ist ein Trauma? 12
    1.1.2 Die Rolle unseres Wertesystems bei der Verarbeitung von Traumata 20
1.2 Traumata in der Kindheit 22
    1.2.1 Warum unsere Erfahrungen entscheidend sind 22
    1.2.2 Sicherheit als Grundlage für eine gesunde Entwicklung 26
    1.2.3 Wenn die Eltern psychisch krank sind 28
    1.2.4 Geburtstraumen – Folgen für Mutter und Kind 30
1.3. Vernachlässigung von Kindern 32
    1.3.1 Misshandlungen durch die Eltern 34
    1.3.2 Gewalt von Müttern an ihrem Baby – die unbekannte Verletzung 35
    1.3.3 Die frühe Kindheit –Eine vergesse Zeit 38
    1.3.4 Andere Traumata in der Kindheit 42
    1.3.5 Die Kraft unterdrückter Gefühle 45
1.4 Das Bindungsmuster von Kindern erkennen 49
1.5 Was passiert, wenn wir als Kind nicht respektiert werden? 50
Kapitel 2 53
2.1 Folgen von Trauma 54
    2.1.1 Körperliche Reaktionen als Selbstschutz 54
    2.1.2 Das geschieht im Gehirn 56
    2.1.3 Formen von Stress 60

2.2 Trauma-Folgen für die Seele 61
   2.2.1 Depressionen 61
   2.2.2 Essstörungen 64
   2.2.3 Angststörungen 69
   2.2.4 Ursachen der spezifischen Phobien 70
   2.2.5 Ursachen der sozialen Angststörung 70
   2.2.6 Generalisierte Angststörung – Ursachen 72
   2.2.7 Panikstörung mit oder ohne Agoraphobie 73
   2.2.8 Borderline – Das Leben auf einem Vulkan 74
2.3 Dissoziation – Wenn die Seele auseinanderfällt 77
   2.3.1 Symptome und Formen 78
2.4 Woran Sie ein Trauma erkennen 79
   2.4.1 Die PTBS 79
   2.4.2 Was bei der Traumaverarbeitung eine Rolle spielt 82
2.5 Was dem Glück im Weg steht 83
   2.5 1 Die Opferrolle 83
   2.5.2 Mehrwert der Symptome 85
   2.5.3 Warum unser Körper nichts vergisst 87
   2.5.4 Unbewusste Glaubenssätze 88
   2.5.5 Schutzstrategien 90
Kapitel 3 93
3.1. Wie Sie den richtigen Therapeuten finden 94
   3.1.1 Therapeuten und Titel – Wer macht was? 94
   3.1.2 Welche ist die richtige Behandlungsmethode? 95
3.2 Der klassische Weg aus dem Trauma 97
   3.2.1 Psychoanalyse mit begleiteter Retraumatisierung 98
   3.2.2 Verhaltenstherapeutische Ansätze 99

3.2.3 Kognitive Verhaltenstherapie 99
3.2.4 Operante Verfahren.. 100
3.2.5 Positive Verstärkung.. 101
3.2.6 Negative Verstärkung.. 101
Kapitel 4 103
4.1 Methoden und Übungen 104
4.2 Die Arbeit mit dem inneren Kind 105
   4.2.1 Das Kind in Ihnen.. 105
   4.2.2 Das Kind in sich heilen 107
   4.2.3 Selbstregulation für das innere Kind 109
4.3 Focusing nach Eugene Gendlin 111
   4.3.1 Der Felt Sense 112
   4.3.2 Die 6 Schritte 113
4.4 Somatic Experiencing.. 115
4.5 Eye Movement Desensitization and Reprocessing..................... 117
4.6 Ego-State-Therapie 118
   4.6.1 Was ist die Ego-State-Therapie?.. 118
   4.6.2 Entstehung der Ego States 119
   4.6.3 Die vier Ego-State-Typen 120
Kapitel 5 121
5.1 Übungen zur Selbsthilfe 122
   1.1 Erste Hilfe – SOS... 125
   1. 2 Die 5-4-3-2-1-Methode... 126
   2 Klopfen oder Tapping 127
   3 Schütteln Sie sich... 132
   4 Nein-Sagen lernen.. 133
   5 Rituale zum Loslassen 135

- 6 Sich mit dem Körper verbinden 137
- 7 Hilfe aus der Natur 147
- 8 Spaltung oder Betäubung vermeiden 149
- 9 Wurzeln schlagen 150
- 10 Dankbarkeitstagebuch 151
- 11 Die Schatzkiste(n) 153
- 12 Das Krafttier finden 154
- 13 Variationen – Innere Helfer 155

5.2 Trauma und Beziehung 156
5.3 Resilienz – Eine wichtige Stärke 162
- 5.3.1 Warum Sie Ihre Resilienz stärken sollten 163
- 5.3.2 Die Resilienz stärken: Tipps und Möglichkeiten 164
- 5.3.3 Faktoren der Resilienz 167

Kapitel 6 169
Anhang 169
- Notfallnummern 170
- LITERATUR 173

Vorwort

Der Begriff „Trauma" begegnet uns im Alltag immer häufiger. Der Begriff wird sehr schnell verwendet, denn wie oft haben Sie schon die Aussage gehört „das war traumatisch"?

Jeder erlebt Traumatisches auf eigene Art und Weise und manchmal verändert es uns so sehr, dass uns das Trauma unser Leben lang begleitet. Der Weg aus dem Trauma ist lang und beschwerlich. Durch Traumata fühlen wir uns ausgeliefert, machtlos und alleine.

Viele Traumata entstehen schon in der Kindheit. Ursachen können Geburtstraumata, Misshandlungen oder Vernachlässigungen sein, die die Betroffenen bis ins Erwachsenenalter verfolgen können. Ein Trauma kann sich in Mustern, in immer wiederkehrenden Verhaltensweisen oder Situationen zeigen, die man einfach nicht überkommen kann. Solche sich wiederholenden Erlebnisse können das Leben sehr kompliziert machen und nicht selten fühlt man sich dann hoffnungslos und entmutigt.

Ich selbst habe mich viele Jahre verzweifelt gefragt, warum ich manche Dinge, wider besseren Wissens, nicht überkommen kann. Wie ich Beziehungen lebte, war dramatisch und ungesund. Die Männer, die mir gefielen, waren ausnahmslos Alkoholiker oder Narzissten – oft beides. Das war es, was ich bei meiner Mutter gesehen hatte und auch bei meiner Großmutter. Es war das, was ich zu Hause mit meinem Stiefvater schmerzhaft über viele Jahre erlebt hatte.

Und auch wenn es mir nicht gefiel, eben unter anderem diese Art und Weise Beziehungen zu leben oder in Abhängigkeiten hängen zu bleiben – ich machte es anfangs genauso. Ich verstand nicht, was da geschah. Es schien ein unendlicher Weg zu sein, etwas, das mich entmutigte. Ich fühlte mich gefangen. Ich wollte endlich glückliche Beziehungen leben und Lebensfreude erfahren, statt mich mit dem Überleben herumzuplagen.

Eine traumatische Kindheit, die man zunächst gar nicht als solche realisiert, weil natürlich das, was man tagtäglich erlebt, normal scheint. Es ist selbstverständlich ein Schutz, sich nicht wirklich darüber im Klaren zu sein, dass man selbst eine etwas andere Art hat, mit Menschen in Beziehung zu treten oder Kontakte zu pflegen. Nein sagen zu können, eigenen Grenzen zu setzen und zu wahren, dies alles muss neu gelernt werden.

Meine eigene Entwicklung, meine Persönlichkeitsentwicklung, startete neben meinem Studium mit einigen Selbsterfahrungsseminaren in Köln, die in mir regelrechte Kronleuchter anzündeten. Ich verstand, dass es Wege aus dem Trauma herausgibt und die Möglichkeit, sich wirklich tiefgreifend zu verändern. Die eigene Geschichte als das generelle Interesse an Menschen und ihrer Entwicklung sowie die Vision, möglichst vielen Menschen eine Erweiterung ihrer Möglichkeiten aufzuzeigen, waren seit meinem Studium in meinem Fokus.

Dieser Ratgeber richtet sich an Menschen, die ein Trauma erlitten haben, denen es ähnlich geht. Er soll Menschen ermöglichen, einen Weg zu finden, aus diesem Trauma herauszukommen.

Auch wenn Sie sich schon oft gefragt haben, ob mit Ihnen etwas nicht stimmt und sich wundern, weil Sie sich an keinen sexuellen Missbrauch oder ähnliche schreckliche Dinge erinnern können, könnte ein Trauma dahinterstecken. Denn Trauma ist nicht immer der schlimmste Fall. Eine traumatische Erfahrung kann auch bei der Geburt entstehen, im Krankenhaus.

Oft wagen wir es nicht, über unsere Probleme, unsere Unsicherheiten zu sprechen. Vielleicht kennen Sie auch diese innere Unruhe, das Gefühl, dass Sie anders sein sollten oder eine gewisse Ängstlichkeit, sich Menschen zu öffnen, aus Angst vor Verletzungen. Denn meist ist die Meinung, die wir über uns selbst haben, nicht die beste. Wir fühlen uns unperfekt, haben Stimmen im Kopf, die uns antreiben, anders zu sein, keine Fehler zu machen, und in diesem Zustand ist es extrem schwer, sich einem anderen Menschen im Vertrauen mitzuteilen. Dabei wäre es so wichtig, sich für diese Gefühle nicht zu verurteilen. Das Wissen darüber kann Sie unterstützen, sich besser zu verstehen und sich weniger zu verurteilen. Das Wissen darüber kann Ihnen helfen, sich selbst in einem anderen Licht zu sehen. Bewusstsein und Bewusstheit sind der erste Schritt in eine neue Richtung.

Der Ratgeber möchte helfen, zu verstehen, was Traumata sind und was Sie selbst tun können. Daher lernen Sie hier alles Wichtige über die Ursachen von Traumata und die entsprechendden Folgen, wie die posttraumatische Belastungsstörung, Depressionen und Ängste, aber auch was Sie selbst tun können. Sie lernen ohne komplizierte Fachbegriffe, wie Sie Ihre Resilienz stärken können und wie Sie wieder lernen, optimistisch durch das Leben zu gehen.

Kapitel 1

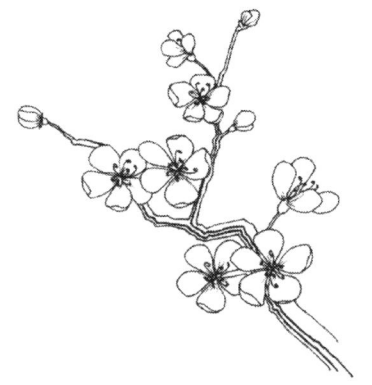

1.1 Wie Trauma entsteht

1.1.1 Was ist ein Trauma?

Dieses Kapitel beschäftigt sich mit dem Begriff Trauma und seiner Definition ebenso wie mit der Frage, welchen Anteil Umwelt, Wertesystem und sozialer Kontext an der Verarbeitung eines Traumas haben. Nicht jeder Mensch erkrankt gleich schwer an einem traumatischen Erlebnis und jeder von uns ist in einem unterschiedlichen Kontext aufgewachsen, mit verschiedenen Werten und Glaubenssystemen.

Sicherlich, traumatische Erfahrungen haben eines gemeinsam: Die Erlebnisse übersteigen unsere Verarbeitungsfähigkeit und lassen uns nicht mehr los. Man könnte sagen, sie verfolgen uns, sodass wir immer wieder an das traumatische Erlebnis erinnert werden oder Schwierigkeiten haben, wir selbst zu sein, Grenzen zu setzen, Nein zu sagen oder in einer Art und Weise reagieren, wie es unserem reflektierenden, erwachsenen, bewussten Ich eigentlich nicht entspricht.

Das Wort *„Trauma"* kommt aus dem Griechischen und bedeutet übersetzt *„Verletzung"*, was sehr gut beschreibt, was ein Trauma ist.

In der Medizin beschreibt der Begriff *Trauma* körperliche Verletzungen, in der Psychologie ist es ähnlich. Ein psychisches Trauma ist eine Verletzung der Seele, ein Ereignis, das die Seele dauerhaft erschüttert. Ursachen für Traumata können Todesfälle, Naturkatastrophen oder Erlebnisse mit Todesangst und Gefahr für Leib und Leben sein. Aber auch Augenzeugen können ein Trauma erleiden, wie zum Beispiel Ersthelfer, Rettungspersonal oder Angehörige eines Opfers. Daher muss die Person das Ereignis nicht am eigenen Leibe erleben. Es kann sogar etwas in unseren Augen Kleines sein, das ein Trauma auslöst. Denn häufig betrachten wir die Welt der Kinder mit dem Blick des Erwachsenen und verstehen nicht, dass Kinder Erlebnisse ganz anders wahrnehmen. Dinge, die wir überblicken können und die für uns normal sind, weil wir sie intellektuell greifen können, sind für Kinder häufig erschreckend und beunruhigend.

Ich erinnere mich an das Kind einer Kundin, das zufällig abends aus dem Schlaf erwachte und zu den Eltern ins Wohnzimmer ging, weil es Durst hatte. Viele Kinder werden nachts wach oder möchten länger bei den Eltern bleiben und kommen immer wieder aus dem Schlafzimmer heraus. In dieser Situation lief gerade ein – für ein Kind – albtraumhafter Film mit einer schlimmen Szene, in der gerade ein Auto schrecklich verunfallte. Das Kind nahm dies unbewusst auf und hatte später immer größere Ängste, wenn es um Fahrten im Auto ging. Niemand konnte sich dies anfänglich erklären.

Angst, Ohnmacht und Machtlosigkeit sind die schlimmsten Erfahrungen, die wir als Menschen machen können. Sowohl Tiere als auch Menschen können Traumata erleiden und jeder hat eigene Wege, ein Trauma zu verarbeiten.

Es gibt viele verschiedene Arten von Traumata. Alle haben unterschiedliche Auswirkungen auf uns und ebenso unterschiedliche Ursachen.

Sogenannte „Man-Made-Traumata"[1] werden durch andere Menschen ausgelöst. Sie gehören zum Trauma der *Kategorie 1* und gehören zu den häufigsten Traumaursachen. Dabei sind die Täter häufig Menschen aus unserem direkten Umfeld, wie die eigenen Beziehungspartner, Eheleute, Eltern oder nahe Verwandte. Diese Art von Trauma ist häufig besonders belastend, da es oft von Menschen verursacht wird, denen wir vertrauen. Von diesen Menschen verletzt zu werden, ist häufig besonders schlimm.

Trauma der *zweiten Kategorie* werden durch Naturkatastrophen oder schwere Schicksalsschläge wie Unfälle und schwere Krankheiten

---

[1] Prof. Dr. Luise Reddenann & Dr. Cornelia Dehner-Rau, 6. Auflage 2020. *Trauma verstehen, verarbeiten, überwinden – Ein Übungsbuch für Körper und Seele*, S. 11

verursacht. Das können zum Beispiel Lebensgefahr durch Unwetter sein, wenn wir durch eine Naturkatastrophe in Gefahr geraten. Schwere Krankheiten wie Herzinfarkte oder Schlaganfälle können uns ebenfalls durch die dabei einhergehende Todesangst traumatisieren. Unfälle wie Autounfälle, Stürze oder Sportunfälle haben ebenfalls häufig traumatisierende Eigenschaften.

Trauma der Kategorie 3 *haben ebenfalls mit Menschen zu tun, allerdings gesche*hen diese nicht individuell wie Trauma der Kategorie 1. Diese Art von Traumata entsteht z. B. bei Kriegen oder Überfällen.

Es gibt mehrere Gründe, warum Traumata der Kategorie 1 besonders belastend sind. Oft werden wir von Personen seelisch oder körperlich verletzt, denen wir vertrauen. Werden wir zum Beispiel von unseren Eltern als Kind misshandelt, erleiden wir Gewalt von den Personen, bei denen wir uns geborgen fühlen sollten.

Ist der eigene Partner der Täter oder die Täterin, ist das ebenfalls für uns sehr belastend. Häufig gehen diese Traumata mit Schuldgefühlen einher, haben wir uns doch diesem Partner oder Elternteil einst aus freien Stücken anvertraut.

Der Unterschied zu den zwei letzten Kategorien besteht auch in der Dauer der traumatischen Erfahrung. Ein Trauma der ersten Kategorie hält oft jahrelang an, wie z. B. eine belastende Kindheit, ein Kind, das immer wieder vernachlässigt wird, schreien gelassen wird. Es ist nicht das eine Erlebnis und dann ist es vorbei.

Traumata durch Naturkatastrophen werden auch als belastend empfunden, treffen uns aber auf eine andere Art und Weise. Naturkatastrophen treffen uns nicht persönlich und fast immer sind noch andere Menschen gleichzeitig betroffen. Dadurch haben wir einerseits Menschen, die dasselbe erlebt haben und mit denen wir darüber sprechen können. Andererseits sind dies Dinge, denen wir uns bewusst sind, dass sie zum Leben dazugehören.

Das betrifft auch kollektive traumatische Erfahrungen wie Kriege oder Überfälle. Wir sind damit nicht alleine, denn die Tat galt nicht „uns persönlich". Das nimmt den Betroffenen häufig zumindest bedingt das Ohnmachtsgefühl.

Natürlich treten diese Ereignisse nicht immer getrennt voneinander auf. So erleiden Opfer von Kriegen oft auch Traumata durch nahestehende Personen oder andere Formen. Daher dienen die Kategorien nur als grobe Orientierung, um einzuschätzen, was der Betroffene erlebt hat. Als Folge auf Traumata können laut der internationalen Klassifikation der Krankheiten zwei psychische Störungen auftreten:

Die akute Belastungsreaktion und die posttraumatische Belastungsstörung.

Die akute Belastungsreaktion

Eine akute Belastungsreaktion ist eine Folge auf psychische oder körperliche Gewalt. Sie gilt dabei nicht als psychische Erkrankung, da die Reaktion auf ein derartiges Erlebnis als normal gilt. Gewisse Belastungsreaktionen gehören zur Verarbeitung eines Traumas dazu. Doch manchmal werden sie selbst zu einer Belastung für den Patienten.

Ein Mann stellt sich in einer psychotherapeutischen Ambulanz vor. Er ist Kampfsportler und berichtet, dass er eine Woche zuvor beim Training mit ansehen musste, wie sich sein bester Freund bei einer Übung das Genick gebrochen hat. Er sagt, dass er immer wieder das Geräusch des brechenden Genicks hört und wie sein Freund danach auf die Matte stürzte. Er leidet unter Schlafstörungen, Angstzuständen und Schuldgefühlen. Er erzählt auch, dass er sich schuldig fühle, weil er seinen Freund damals dazu überredet habe, dem Kampfsportverein beizutreten und sich beim Training nicht gut genug um ihn gekümmert habe. Er habe zugelassen, dass zwei unerfahrene Sportler miteinander trainieren. Mit einem erfahrenen Trainingspartner wäre das nicht passiert. Er zeigt Anzeichen von Depressionen, verlässt kaum noch das Haus und sagt, dass seitdem alles hoffnungslos für ihn erscheint.

Die meisten Betroffenen berichten, sich zuerst wie gelähmt zu fühlen. Sie realisieren noch nicht, was passiert ist und sind weniger empfänglich für Reize. Sie spüren kaum Angst, Wut oder Trauer und sind scheinbar in ihrer eigenen Welt gefangen.

Dazu können dissoziative Symptome kommen, als würden sie das Trauma nicht selbst erleben. Dabei haben sie das Gefühl, nicht mehr sie selbst zu sein *(Depersonalisation)* oder das Erlebte von außen zu erleben *(Derealisation)*. All das sind Schutzmaßnahmen der Psyche, um mit dem Trauma fertig zu werden. Der Betroffene entfernt sich von sich selbst, damit das Erlebnis nicht gefühlt werden muss. Die schmerzhaften Gefühle werden von einer anderen, inneren Person übernommen oder man steht im wahrsten Sinne neben sich.

Oft reagieren die Betroffenen auch mit körperlichen Beschwerden wie Herzrasen, Schwitzen oder Übelkeit. Die Reaktionen sind dabei individuell. Manche ziehen sich zurück, andere sind dagegen nervös und sehr aktiv. Wiederum andere leiden unter Gedächtnisverlust und können sich nicht an den Vorfall erinnern.

Erlebnisse werden häufig komplett ins Unterbewusstsein verschoben. Es kann allerdings später häufig zu Situationen kommen, in denen das Erlebte getriggert wird und man sich übermächtigen Gefühlen ausgesetzt fühlt. Das können z. B. bestimmte Worte sein, bestimmte Bewegungen, ähnliche Situationen wie die damals Erlebte, die man im Fernsehen sieht und so weiter.

Die Psyche hat mehrere Mechanismen, um das Trauma zu verarbeiten. Viele Traumapatienten leiden unter Flashbacks und Albträumen, weil die Psyche nicht mit dem Erlebnis umgehen kann.

Die posttraumatische Belastungsstörung

Die posttraumatische Belastungsstörung (PTBS) ist eine Folge starker traumatisierender Erlebnisse. Das kann ein kurzfristiges Ereignis sein, aber auch langandauernde und wiederholende Erlebnisse.

Eine junge Rettungssanitäterin stellt sich in einer Klinik vor. Sie arbeitet seit fünf Jahren als Rettungssanitäterin und wurde ein Jahr zuvor nach einem Unwetter zu einem Einsatz gerufen. Ein Schulbus war in dem Unwetter verunglückt und viele der Kinder waren schwer verletzt. Seit dem Einsatz kann die Sanitäterin nicht mehr schlafen, da sie immer wieder die Bilder der Kinder vor Augen hat.

Nach einiger Zeit fühlt sie sich besser und geht wieder arbeiten, erleidet aber bei einem neuen Einsatz nach einem Autounfall Flashbacks und Symptome von Depressionen. Sie hat das Gefühl, nie wieder gesund zu werden und ist sehr verzweifelt. Sie hat Angst vor der Zukunft und glaubt, nie wieder in ihrem Beruf arbeiten zu können.

Ob man wirklich traumatisiert ist, bzw. ob eine PTBS vorliegt, muss natürlich sorgfältig untersucht werden. Es gibt sehr viele sich ähnelnde Krankheitsbilder, sodass es wichtig ist, genau zu klären, ob verschiedene Krankheiten sich überlappen, oder etwas ähnliches vorliegt und wenn, was genau. Erst dann kann man beginnen, konkrete Schritte mit professioneller Hilfe und Unterstützung zu gehen.

Die PTBS zeigt sich durch vielfältige Symptome:

- Häufig leiden die Patienten unter immer wiederkehrenden Erinnerungen, sogenannten Flashbacks. Dabei erleben die Betroffenen anfallsartig die Erinnerungen des Traumas immer wieder, ohne etwas dagegen tun zu können. Oft werden diese Flashbacks durch bestimmte Trigger ausgelöst wie bekannte Geräusche, Gerüche oder Orte.

- Viele Betroffene leiden unter Albträumen und Schlafmangel.

- Um Flashbacks und Erinnerungen an das Trauma zu verhindern, meiden sie häufig bestimmte Orte und Aktivitäten, die sie an das Trauma erinnern. Deshalb vermeiden zum Beispiel Opfer von Autounfällen das Autofahren.

- Viele Patienten fühlen sich wie betäubt, leiden unter Freudlosigkeit, können auch keine Angst oder Trauer zulassen.

- Manche Patienten können sich nicht an das Ereignis erinnern. Sie leiden unter Symptomen wie Ängsten und Freudlosigkeit, wissen aber nicht, was genau geschehen ist. Teilweise können sie sich nur bruchstückhaft erinnern und haben ganze Zeitabschnitte vergessen.

1.1.2 Die Rolle unseres Wertesystems bei der Verarbeitung von Traumata

Unser Wertesystem spielt bei der Verarbeitung eines Traumas eine große Rolle. Je nachdem, was wir gelernt haben, verarbeiten wir traumatische Erfahrungen anders. Dabei spielt nicht nur das Wertesystem, sondern auch unsere Erfahrung eine Rolle. Lernen wir von Anfang an, dass es in Ordnung ist, bestimmte Menschen oder Menschengruppen zu schlagen oder zu unterdrücken, erleben wir entsprechende Erfahrungen anders. Auch der Glaube oder bestimmte Werte in Familien spielen eine große Rolle.

Meine Großmutter wurde durch zwei Kriege schwer traumatisiert, zusätzlich durch schweren sexuellen Missbrauch durch ihren eigenen Vater. Sie verlor ihren geliebten Mann im Krieg, später mit dem zweiten Ehemann ihren Sohn mit 6 Monaten aufgrund einer schweren Krankheit. Dennoch war sie eine stolze, aufrechte Frau, die ein Geschäft führte und sehr alt wurde. Sie wurde 96 Jahre alt und war in ihrem Leben kaum einmal krank.

Wie kann es sein, fragte ich mich in jungen Jahren, dass ein Mensch so stark ist, obwohl er mehrere Kriege durchstehen musste und ein schreckliches persönliches Schicksal hinter sich hat? Ich begriff, dass es der starke Glaube war, über den ich als Kind lächelte. Später wurde mir klar, dass dies ihr Anker war, der ihr half, nicht unterzugehen, sondern gesund zu bleiben und all die schrecklichen Erlebnisse zu verkraften.

Doch wie sieht es mit Kindern aus?

Inzwischen gibt es Studien, die zeigen, dass Kinder von Erlebnissen traumatisiert werden können, die Erwachsene nicht als traumatisch empfinden. Ich hatte schon gesagt, dass ein Erwachsener durch seinen Weitblick und Intellekt vieles anders beurteilt. Dadurch kann es zu Missverständnissen zwischen Eltern und Kind kommen, wenn das Kind anders auf etwas reagiert, als die Erwachsenen es erwartet hätten. Das kann der Tod eines Haustiers sein, das Verschwinden eines geliebten Stofftieres oder das bekannte Verlorengehen im Supermarkt, wobei das Kind tiefste Ängste spürt, die ein Erwachsener rationaler verarbeiten kann. Das Kind fühlt sich weder ernstgenommen noch gesehen. Wenn das Kind in solchen Situationen nicht getröstet wird, wird es ihm später schwerfallen, sich selbst zu regulieren. Das bedeutet, dass Gefühle überbordend sein können und oft schon durch Kleinigkeiten bei einem Erwachsenen ausgelöst werden können. Verlust, Angst, Ohnmacht, Hilflosigkeit, Zweifel, Einsamkeit können quälende Zustände darstellen, aus denen der Betroffene sich nicht befreien kann.

Auch medizinische Eingriffe können einen Menschen traumatisieren. Nicht nur Kinder erleben hier allerdings ein Trauma. Eine schwere Operation kann selbstverständlich für jeden Menschen ein traumatisches Erlebnis darstellen, das als sehr belastend empfunden wird. Gerade in solchen Situationen fühlen wir uns schnell ausgeliefert, in denen wir Schmerzen erleiden und nicht fliehen können, besonders Kinder fühlen sich hier als Opfer. Sind Kinder dann allein und ohne Eltern längere Zeit im Krankenhaus, kommen noch weitere negative Gefühle dazu.

Viele denken mit Angst an einen Zahnarztbesuch zurück. Gerade zahnmedizinische Eingriffe sind belastend, da wir uns in seiner besonders ausgelieferten Position befinden. Während wir als Erwachsene aber noch wissen, dass der Eingriff notwendig ist und Schlimmeres verhindert, verstehen Kinder die Wichtigkeit dieser Eingriffe nicht. Besonders schlimm ist es für Kinder, wenn die eigenen Eltern das Kind dazu zwingen und ihm sogar drohen: *„Wenn du das nicht tust, bekommst du Ärger."* Verständnis und Vertrauen sind wichtige Elemente für die Entwicklung einer gesunden Bindungsbeziehung.

1.2 Traumata in der Kindheit

1.2.1 Warum unsere Erfahrungen entscheidend sind

Die Verarbeitung eines Traumas hängt stark mit unseren frühkindlichen Erfahrungen zusammen. Die Qualität der Bindung zu den Bezugspersonen, die wir als Kind hatten, beeinflusst unsere Fähigkeit, ein Trauma zu verarbeiten.

Traumata und Störungen bei der frühkindlichen Bindung beeinflussen sich gegenseitig. Traumata können einerseits zu Störungen des Vertrauens führen, andererseits kann eine gestörte Bindung die Menschen anfälliger für seelische Probleme machen. Je schwieriger die Entwicklung einer gesunden Bindung, desto problematischer wird es auch später, ein gesundes Vertrauen in Beziehungen aufzubauen.

Dabei ist die Bindungstheorie ein wichtiger Punkt, um die Auswirkungen der kindlichen Beziehungen verstehen zu können. Die Bindungstheorie wurde in 1950er-Jahren vom Kinderpsychiater und Psychoanalytiker *John Bowlby* begründet. Dabei stellte er sich den Theorien *Sigmund Freuds* entgegen, der bis dahin sagte, dass ein Säugling durch die orale Triebbefriedigung beim Stillen eine Bindung zu seiner Mutter aufbaue. *Bowlby* beschrieb ein eher biologisch angelegtes Bindungssystem. Dabei wandte er sich gegen die traditionellen psychoanalytischen Modelle, die bis dahin die Folgen von Traumata durch Trennung von Bezugspersonen nicht anerkennen wollten.

Untersuchungen an unter anderem Rhesusaffen, die von *Harlow* durchgeführt worden sind, bestätigten seine Vermutungen, dass Kinder als Folge von Trennungstraumata Schwierigkeiten mit ihrer Gefühlsregulation hatten.

Nach dem Zweiten Weltkrieg wurde *Bowlby* von der WHO beauftragt, die psychische Entwicklung von Kriegswaisen zu untersuchen. In diesem Zusammenhang teilte er seine Ergebnisse über die Auswirkungen fehlender mütterlicher Fürsorge. Damit lieferte er einen essenziellen Beitrag zum Verständnis kindlicher Bindung an die Eltern und für die Betreuung von Heim- und Waisenkindern. Die Wichtigkeit der Bindung von Eltern und Kindern kam erst zu dieser Zeit mehr ins Bewusstsein, wenn noch weniger in der Gesellschaft als bei den Psychiatern. Aber immerhin.

In seiner Arbeit sagt *Bowlby,* dass Säuglinge das natürliche Bedürfnis haben, die Nähe, Zuwendung und den Schutz eines vertrauten Menschen zu suchen (*Bowlby,* 1995). Die Bindung beginnt direkt nach der Geburt und soll die Nähe sicherstellen. Das Bedürfnis nach Nähe zeigen Kinder vor allem durch Greifen, Weinen und indem sie ihrer Bezugsperson nachlaufen. All das macht das Kind unbewusst und es dient dazu, die Sicherheit des Kindes zu gewährleisten.

SÄUGLINGE HABEN EIN NATÜRLICHES BEDÜRFNIS NACH NÄHE.

Verlässt also die Bezugsperson das Kind, reagiert es mit Angst, Weinen und Wut. Gerade Säuglinge, Babys und Kleinkinder können ein Verlassenwerden nicht interpretieren, selbst wenn die Mutter nur kurz den Raum verlässt, spüren sie große Angst davor, dauerhaft verlassen zu werden. Denn sie haben in dieser Lebensphase noch kein Zeitgefühl, können also nicht zwischen wenigen Minuten, Stunden oder gar Tagen unterscheiden. Zudem verstehen sie nicht, warum die Mutter den Raum verlässt, ob sie nur kurz telefoniert oder das Kind tatsächlich verlässt. Das bedeutet also für Sie, sollten Sie Kinder haben, dass Ihr Kind nicht weiß, dass Sie gleich wiederkommen. Das Kind empfindet den Abschied als für immer. Ebenso war es bei Ihnen selbst, als Sie noch Kind waren. Vielleicht können Sie sich sogar noch an Erlebnisse erinnern, als Sie selbst klein waren und die Eltern vielleicht „nur mal kurz weg" waren.

Wichtig ist auch zu verstehen, dass das Bindungsbedürfnis immer zuerst deutlich stärker ist als der Wunsch des Kindes, seine Umwelt zu erkunden. Erst wenn das Kind eine sichere Bindung aufgebaut hat, ist es bereit, die Welt zu untersuchen und zu entdecken. Natürlich nur, wenn es weiß, dass seine Bezugsperson immer in der Nähe ist. Doch zu diesem Zeitpunkt vertraut es genug, dass es diese Person nicht immer im Blickfeld haben muss. Dennoch versichert es sich immer wieder durch Blicke und Berührungen, dass sie in der Nähe ist.

Andersherum kann auch die Bindung der Eltern zum Kind kompliziert sein. Kommt es zu einer Frühgeburt, endet die Schwangerschaft oft sehr plötzlich. Die Geburt ist eine Zeit, in der sich die Mutter emotional auf das Kind vorbereiten kann, sie trägt es in sich und zwischen den beiden entwickelt sich eine Beziehung.

Viele Mütter berichten, dass die Geburt ein intensives Erlebnis war, welches ihnen auch geholfen hat, eine Bindung zu ihrem Kind aufzubauen. Obwohl die Mutter das Kind vorher neun Monate mit sich getragen hat, gespürt hat, wie es wächst, tritt und sich entwickelt und auch ihren eigenen Körper verändert, war die Geburt entscheidend, um bereit für das Neugeborene zu sein. Entfällt die natürliche Geburt zum Beispiel durch einen Kaiserschnitt oder eine plötzliche Frühgeburt, berichten Mütter, nur schwer eine Bindung zum Kind aufbauen zu können.

BONDING IST EIN WICHTIGER FAKTOR
FÜR DIE SPÄTERE MUTTER-KIND-BEZIEHUNG.

Lange Krankenhausaufenthalte und die sterile Atmosphäre machen eine natürliche Entwicklung der Mutter-Kind-Beziehung schwer. Dazu ist es aufgrund von lang andauernden Behandlungen des Kindes häufig der Mutter nicht möglich, das Kind zu berühren oder es lange zu halten und zu schützen. Fremde Hände und Menschen, grelles Licht, eine sterile Atmosphäre, Unruhe, all das sind Umstände, die den natürlichen Fluss des Bindungsaufbaus bremsen.

Normalerweise wird das Kind nach der Geburt auf den Körper der Mama gelegt. Dieses sogenannte *„Bonding"* ist wichtig für die spätere Beziehung zwischen Eltern und Kind. Denn dabei nimmt das Baby den Geruch der Mutter auf und gewöhnt sich an diesen. Die

Mama verliebt sich Schritt für Schritt in ihr Baby und baut eine intensive Beziehung auf. Die Hormone im Wochenbett durch Stillen und Kuscheln sorgen für starke Veränderungen in der Psyche, im Körper als auch in der Beziehung zum Baby und dem Vater des Babys. Muss das Baby nach der Geburt noch lange im Krankenhaus bleiben, fehlt dieser wichtige Schritt in der Beziehungsentwicklung. Bonding braucht Zeit und eine schöne Atmosphäre. Die Hormone Oxytocin, Prolaktin, Endorphine und auch Adrenalin sorgen für schöne Gefühle nach dem Abfall der Schwangerschaftshormone, der kurzzeitig einen Babyblues auslösen kann.

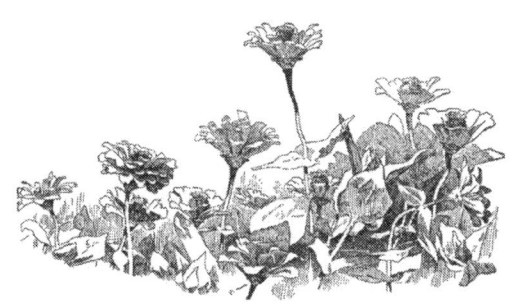

1.2.2 Sicherheit als Grundlage für eine gesunde Entwicklung

Babys fordern ihr Bedürfnis nach Sicherheit ein. Sie zeigen uns, was sie wollen, allerdings auf ihre eigene Weise. Da sie nicht mit Worten kommunizieren können, zeigen sie uns ihre Wünsche mit Weinen, Schreien, Greifen und Quengeln. Hier kommt es darauf an, dass Sie verstehen, was das Kind sagt und entsprechend darauf reagieren. Niemals versuchen Babys oder Kleinkinder uns zu manipulieren. Ihr Ausdruck ist immer echt. Wir dürfen uns vergegenwärtigen, dass ihre Möglichkeiten des Ausdrucks sehr eingeschränkt sind.

Um Ihr Baby verstehen zu können, müssen Sie feinfühlig genug sein, um seine Bedürfnisse wahrnehmen zu können. Das Prinzip der Feinfühligkeit prägte *Mary Ainsworth* mit einer Forschungsarbeit, bei der sie untersuchte, auf welchen Parametern die Feinfühligkeit der Bindungsperson gegenüber den Signalen des Kindes basiert. Dabei ist es wichtig, dass die Person versteht, was das Kind möchte, dass sie die Signale richtig interpretiert und auch dem Alter des Kindes oder Babys entsprechend reagiert. Dadurch entwickelt das Kind ein gesundes Selbstvertrauen, da es lernt, dass seine Bedürfnisse akzeptiert und angenommen werden.

> BABYS UND KINDER MÜSSEN SICH MIT IHREN BEDÜRFNISSEN ANGENOMMEN FÜHLEN.

Das ist entscheidend für die spätere kindliche Entwicklung. Denn ein Kind, dessen Bedürfnisse ernstgenommen werden, entwickelt später mehr Selbstvertrauen und Durchsetzungsfähigkeit. Ein Kind, das sich mitteilen darf, auch durch Schreien und sofort beruhigt und getröstet wird, wird später die Chance haben, sich selbst zu beruhigen. Dies ist immens wichtig, wenn wir ins Ungleichgewicht geraten. Ist uns in der Kindheit nicht gezeigt worden, wie Trost und Vertrauen aussehen, wie man jemanden beruhigt, ihn in den Arm nimmt und so weiter, dann lernen wir es nicht. Wir haben später keine Möglichkeiten der Selbstregulation.

Ebenso essenziell ist es, dass Kinder Beachtung bekommen mit ihren Bedürfnissen und ihrem Gefühl Aufmerksamkeit geschenkt wird. Das Reflektieren der Eltern bzw. Bezugspersonen über den Zustand des Kindes ist wichtig insofern, dass das Kind versteht, was es bedeutet, traurig zu sein, zornig zu sein, müde zu sein. Sage ich meinem Kind: *„Du siehst heute so traurig aus, ist etwas passiert?"* hilft das einem Kind, sich selbst zu reflektieren. So beginnen wir, unsere eigenen Gefühle und Wahrnehmungen besser zu verstehen und uns bewusster zu werden.

Gehen die Eltern nicht oder nur wenig auf die Bedürfnisse ein, entsteht im Laufe der Zeit eine unsichere Bindung zwischen Eltern und Kind. Wird das Kind von den Eltern getrennt, sucht es wieder den Kontakt. Je größer die Angst des Kindes, desto stärker wird es die Bezugsperson wieder einfordern und sich irgendwann nicht mehr von anderen Menschen trösten lassen.

1.2.3 Wenn die Eltern psychisch krank sind

Psychische Erkrankungen sind nicht nur für die direkt Betroffenen belastend, sondern auch für die Verwandten. Doch gerade Kinder leiden besonders unter der Situation, da sie selbst nichts unternehmen können.

Die Folgen für die Kinder sind vielfältig. Viele Kinder leiden unter Ängsten, Stimmungsschwankungen und Schuldgefühlen, da sie die Situation und das Verhalten der Eltern oft nicht einschätzen können. Sie geben sich selbst die Schuld und leiden unter der Machtlosigkeit. Doch wie die Kinder langfristig damit umgehen, hängt von mehreren Faktoren ab.

Zum einen ist die Art der psychischen Erkrankungen der Eltern ein wichtiger Faktor für die Entwicklung des Kindes. Denn für die Kinder ist es ein Unterschied, ob die Eltern an einer Psychose, Schizophrenie oder an Depressionen leiden. Auch Suchterkrankungen der Eltern sind für die Kinder sehr belastend. Zudem ist es von Bedeutung, wie ausgeprägt die Erkrankung ist. Leichte Ausprägungen haben natürlich weniger schlimme Auswirkungen als starke Ausprägungen.

Eine große Belastung für die Kinder ist dabei die verkehrte Welt, eine Vertauschung der Verantwortung. Durch die Erkrankung haben die Eltern oft Schwierigkeiten damit, sich um die Kinder zu kümmern. Dadurch geraten die Eltern in die Rolle der Person, die Hilfe braucht. Kinder, deren Eltern ihre Rolle nicht ausfüllen, fühlen sich häufig verantwortlich und versuchen, sich um die Eltern zu kümmern. Dadurch werden sie unfreiwillig zu einer verantwortlichen Person und bürden sich selbst damit großen Druck auf.

Haben die Kinder kleine Geschwister, müssen sie sich häufig zusätzlich um ihre Geschwister kümmern. Natürlich gibt es auch Eltern, die dies von den Kindern erwarten.

Viel zu früh wird einem Kind häufig die Verantwortung für ein Geschwisterkind übertragen und ein großer Druck durch Überforderung entsteht, der auch im Erwachsenenalter noch spürbar sein kann. Es kann zu übergroßem Perfektionismus kommen, einer großen Angst, Fehler zu machen und krankhafter Selbstkritik bis zu Selbsthass.

Ein anderer Effekt ist, dass die Kinder ihre eigenen Bedürfnisse zurückstellen, um keine Last für die sowieso schon kranken Eltern zu sein. Dadurch ziehen sie sich zurück und versuchen, ihre eigenen Probleme selbst zu lösen. Da das Kind aber für eine gesunde Entwicklung selbst viel Unterstützung braucht, ist so ein gesundes Wachstum gefährdet.

> ZU VIELE KINDER MÜSSEN ZU FRÜH
> ZU VIEL VERANTWORTUNG TRAGEN.

Viele Menschen kennen das Phänomen, dass man sich *„zu viel fühlt"* im Sinne von: Ich darf andere Menschen mit meinen Emotionen nicht belästigen. Ich bin zu viel. Ich bin zu anstrengend. Dies führt zu einem Verbiegen in späteren Beziehungen, einer Angst, Grenzen zu ziehen oder zu eigenen Bedürfnissen zu stehen. Diese auszusprechen und durchzusetzen ist für viele Menschen ein großes Problem. Das permanente Unterdrücken der eigenen Bedürfnisse kann zu körperlichen Symptomen führen, die sehr vielfältig sein können. Unsichtbar zu bleiben scheint die bessere Option zu sein aus Angst, den Partner oder die Partnerin verlieren zu können, weil man nicht „in Ordnung" ist, so wie man ist.

1.2.4 Geburtstraumen – Folgen für Mutter und Kind

Die Geburt des Kindes ist der Tag, auf den die Mutter lange gewartet hat. Nach den Schwangerschaftsmonaten wünscht sich die Mutter, das Baby endlich in den Armen halten zu dürfen. 10 Monate hat sie das Baby bei jedem Wachstums-Schritt begleitet.

Doch oft wird die Geburt von Komplikationen begleitet und wird dadurch zur Gefahr für Mutter und Kind. Dadurch kann es passieren, dass die Geburt, die eigentlich ein wundervolles als auch wichtiges Erlebnis für beide sein sollte, zu einem traumatischen Erlebnis wird.

GEBURTEN WERDEN HÄUFIG VON KOMPLIKATIONEN BEGLEITET.

Die Schwelle zwischen dem schönsten Tag im Leben einer Frau und einem schweren Trauma ist schmal. Von dem Verlauf einer Geburt hängt nicht nur das seelische Erleben, sondern auch das spätere Verhältnis zum Kind ab. Doch was sind die Gründe, dass die Frau die Geburt als traumatisch erlebt?

Geburtstraumata sind bis heute Tabuthemen, über die frau nicht sprechen soll. In den Köpfen vieler Leute hat die frischgebackene Mama zu strahlen und überglücklich ihr Baby in den Händen zu halten. Schmerzen? Die sind vergessen, sobald das Baby da ist. Angst? Die war doch nur kurz, jetzt ist doch alles gut. Nun zählt nur das Baby.

Von einem Trauma wird gesprochen, wenn die Frau oder das Baby von der Geburt körperliche oder seelische Schäden davonträgt. In den Kliniken muss es häufig schnell gehen, es herrscht chronischer Zeit- und Personalmangel, die Atmosphäre ist oft sehr klinisch, grelles Licht, schneller Personalwechsel und extreme Eingriffe bzw. Handgriffe für Mutter und Kind. In ihrem Buch *„Es ist vorbei – ich weiß es nur noch nicht"* beschreibt Tanja Sahib, wie Müttern nach der Geburt Lebensfreude und Liebe für das Neugeborene abhandenkommen können und bietet Heilungswege an.

Seelische Folgen können sein, dass die Frau kein weiteres Kind mehr bekommen möchte, obwohl sie sich eigentlich noch Kinder wünscht. In extremeren Fällen leidet die Beziehung zum Kind, indem die Frau es nicht lieben oder keine emotionale Bindung aufbauen kann. Auch wenn viele von Wochenbettdepression oder Babyblues sprechen: Es ist meist nicht die hormonelle Veränderung, die hier dahintersteckt, sondern eine traumatische Erfahrung unter der Geburt, häufig in Kliniken.

Gründe für eine traumatische Geburt können wie gesagt medizinische Komplikationen wie Blutungen oder Geburtsfehler sein, andererseits können auch Beschimpfungen oder grobes Verhalten seitens des Personals die Ursache sein.

Viele Frauen berichten, nicht selber darüber entscheiden zu können, was als Nächstes geschieht, sogar noch nicht einmal darüber aufgeklärt worden zu sein, warum dieser Eingriff jetzt nötig ist. Es folgt nicht nur das Gefühl der Hilflosigkeit, sondern Angst um sich und das Baby, da sie nicht verstehen, warum eingegriffen werden muss. Es wird nicht kommuniziert, ob das Baby in Gefahr ist oder ob aus Zeitgründen die Geburt beschleunigt wird. Vor der Geburt müssen Frauen in den Kliniken bei der Anmeldung einen Aufklärungsbogen unterschreiben, mit dem man Medikamentenbeigaben und auch Eingriffen zustimmt. Viele Frauen sind sich darüber gar nicht bewusst, was das für sie selbst und ihr Baby bedeuten kann.

Neben körperlicher Gewalt kommt es laut Berichten oft zu verbalen Angriffen, Drohungen und Beschimpfungen. Einer der Gründe liegen auch der Personalbesetzung zugrunde, weil Hebammen oft mehrere Gebärende gleichzeitig betreuen müssen.

1.3. Vernachlässigung von Kindern

Vernachlässigung kann auf verschiedene Art und Weise passieren. Sie kann die körperliche Versorgung betreffen, zum Beispiel indem die Kinder zu wenig Nahrung, Kleidung und Hygiene erhalten. Oft betrifft es aber die seelische Nähe.

Dabei werden die grundlegenden Bedürfnisse des Kindes nicht erfüllt. Das kann bewusst und unbewusst geschehen, was aber für das Kind selbstverständlich keinen Unterschied macht. In beiden Fällen leiden die Kinder sehr stark unter der Vernachlässigung.

Unter Vernachlässigung wird die andauernde Unterlassung der Fürsorge gegenüber der seelischen und körperlichen Unversehrtheit des Kindes verstanden. In der Regel betrifft das die Eltern des Kindes, es können damit aber auch andere Bezugspersonen gemeint sein, die die Fürsorgepflicht haben.

VERNACHLÄSSIGUNG HAT OFT SCHWERWIEGENDE FOLGEN.

Die Vernachlässigung grundsätzlicher körperlicher und psychischer Bedürfnisse kann für das Kind schwerwiegende Folgen haben. Zum Beispiel können Kinder, die nicht genügend Nahrung und Hygiene erhalten, schwer krank werden. Dabei sind kleine Kinder und Babys als die Hilflosesten besonders gefährdet, dauerhafte Schäden davonzutragen.

Jedes Kind hat eigene Bedürfnisse, doch bestimmte wichtige Grundbedürfnisse haben alle Kinder. Spielen, Kuscheln, von den Eltern wahrgenommen werden. Denn im Gegensatz zu Erwachsenen können Kinder diese Bedürfnisse nicht selbst erfüllen. Sie sind davon abhängig, dass sich die Eltern um diese Bedürfnisse kümmern. Für Kinder sind vor allem stabile Beziehungen zu den Eltern wichtig, die ihnen Unterstützung und Sicherheit bieten.

Nach der *Maslow'schen* Bedürfnispyramide sind folgende Grundbedürfnisse für die kindliche Entwicklung besonders wichtig:

- Die körperlichen Bedürfnisse wie Schlaf, Essen, Körperkontakt und Körperhygiene.
- Das Gefühl von Sicherheit wie Schutz vor Gefahren und Krankheiten.
- Ein Zugehörigkeits- und Liebesbedürfnis, wie z. B.: Familie, Freundschaften und Zusammenhalt.
- Das Bedürfnis nach Wertschätzung, wie z. B. als eigenständige Persönlichkeit anerkannt zu werden.
- Das Bedürfnis nach Spiel und Lernmöglichkeiten sowie Förderung, wie z. B.: Erleben der Umwelt, Befriedigung der kindlichen Neugier.
- Der Wunsch nach Selbstverwirklichung, wie z. B.: Die eigene Persönlichkeit, Talente und Fähigkeiten entwickeln und ausleben zu können.

1.3.1 Misshandlungen durch die Eltern

2019 sind 55.500 Kinder und Jugendliche von ihren eigenen Eltern misshandelt worden. Im Vergleich zum Vorjahr waren es schon 10 % mehr Kinder, deren „*Leib und Leben*" durch die Eltern gefährdet waren.

Die Häufigkeit und Grausamkeit von Gewalt an Kinder erschrecken immer wieder.

Dabei werden unter dem Begriff der Kindeswohlgefährdung alle Taten zusammengefasst, bei denen die Eltern ihre Kinder entweder verletzen oder sich nicht mehr um sie kümmern. Das bedeutet, sich nicht mehr um genügend Nahrung, Hygiene und Schutz kümmern.

Laut statistischem Bundesamt zeigten von den 55.500 Kindern rund 58 % Anzeichen von Vernachlässigung auf, bei rund einem Drittel waren sogar Anzeichen für psychische Misshandlungen wie Demütigungen, Bedrohungen und verbale Beschimpfungen. Weitere 27 % zeigten Anzeichen für körperliche Misshandlungen und einige sogar Merkmale für mehrere Taten.

„*Stumme Schreie*" ist ein Film, der auf dem Buch „*Deutschland misshandelt seine Kinder*" beruht. Ein Sachbuch, geschrieben vom Rechtsmediziner *Michael Tsokos* und seiner Kollegin *Saskia Guddat*. Als Vater von fünf Kindern leitet er das Institut für Rechtsmedizin an der Charité in Berlin. In einem Interview für die SZ beschreibt er seine Arbeit und schreckliche Kindesmisshandlungen, kritisiert die Langsamkeit von Kinderärzten, Jugendamt und Familienministerium.

GEWALT GEGEN KINDER ZIEHT SICH DURCH ALLE SCHICHTEN.

Gewalt zieht sich durch alle sozialen Schichten, wobei in sozialen Brennpunkten Gewalt eher offen angewendet wird. Soziale Oberschichten gehen eher so vor, dass die Gewalt nicht körperlich erkennbar ist. Hier wird versteckter gehandelt, um nicht entdeckt zu werden.

1.3.2 Gewalt von Müttern an ihrem Baby – die unbekannte Verletzung

In etwa der Hälfte der Fälle ging die Gewalt von der Mutter aus. Die Bandbreite führt dabei von schwerer körperlicher Gewalt, sexuellen Übergriffen und der Missachtung der Bedürfnisse der Kinder bis hin zu Abwertung und Liebesentzug.

Doch warum gefährden oder verletzten Mütter bewusst ihre Kinder, ja sogar ihre Babys?

ÜBERFORDERUNG KANN ZU ÜBERGRIFFEN FÜHREN.

Viele Mütter berichten, im Affekt zugeschlagen zu haben, wenn sie sich überfordert fühlten und sich in diesem Moment nicht anders zu helfen wussten. In vielen Fällen war die Überforderung eine Mischung aus der Überforderung als Mutter, als Arbeitnehmerin und als Hausfrau mit dem Gefühl, in allen drei Bereichen versagt zu haben. In solchen Situationen suchen Menschen unbewusst einen Schuldigen. Hier werden Stress und Überforderung auf das Kind projiziert, da es in diesem Moment der scheinbare Verursacher der Situation ist. Wie oft fallen Sätze, wie: *„Wenn du nicht wärst"*, *„Wenn ich dich nicht hätte, dann..."*, die dem Kind vermitteln, der Mutter bewusst im Weg zu sein, so wie es auch im Beispiel von Sabine der Fall war.

Sabine war alleinerziehend, fühlte sich seit der Scheidung ihres Ex-Manns unter Druck gesetzt, da sie sich immer noch Hoffnungen machte. Zeitgleich nahm sie einen großen Kredit auf, um sich endlich den Traum einer eigenen Kinderarztpraxis zu erfüllen. Perfektionistisch veranlagt und selbst in der Kindheit mit Überforderungen traumatisiert, fühlte sie sich schnell nicht mehr in der Lage, allen Anforderungen so gerecht zu werden, dass sie sich selbst hätte anerkennen können. Der Schlaf kam zu kurz, der finanzielle Druck war schwer, die Angestellten kamen mir ihr nicht gut zurecht. Der Druck wurde am 8-jährigen Sohn abgelassen. Über Jahre schrie sie ihn Abend für Abend an und sie sagte selbst häufig, da sie ja als Ärztin vom Fach war: „Wenn das so weitergeht, ruft jemand das

Jugendamt." Über 2-3 Jahre schrie sie ihr Kind allabendlich an, bis es sich in den Schlaf weinte. Da sie nicht in der Lage war, Hilfe von außen anzunehmen – das wäre eine Schwäche gewesen -, fuhr sie weiter ihren Erziehungsstil und das Drama nahm seinen Lauf. Der Junge kam in die Pubertät, wurde zunächst wegen seiner aggressiven verbalen Attacken auffällig und fing dann auch an, andere Kinder mit körperlicher Gewalt zu unterdrücken. Sie kam mit dem Jungen nicht mehr zurecht und musste Angst haben, von ihm tätlich angegriffen zu werden. Ein klassisches Beispiel für verbale Gewalt und Traumatisierung.

Teilweise kommen noch Depressionen oder erlernte Verhaltensweisen aus eigenen Gewalterfahrungen hinzu. Wenn Sie selbst misshandelt worden sind, verinnerlichen Sie unbewusst die Taten Ihrer Eltern als Konfliktlösungsstratege. Statistisch gesehen misshandeln Eltern, die selbst Gewalt erfahren haben, häufiger ihre eigenen Kinder. Dies muss nicht immer bewusst sein, häufig haben wir hier blinde Flecken oder empfinden dieses Verhalten als normal, weil selbst so erlebt. Eine andere Möglichkeit ist, dass man gern anders handeln würde, es aber einfach nicht schafft, das Muster zu verlassen.

GEWALT VON MÜTTERN IST HÄUFIG EIN TABU.

Gewalt von Müttern gegen die Kinder ist immer noch tabuisiert. Oft hört man von Männern, die ihre Kinder und die eigene Frau schlagen oder auf andere Weise schwer verletzten. Die Mutter als Täterin ist dagegen ein Tabuthema, denn in den Köpfen vieler Menschen sind Frauen das liebevolle oder wenigstens harmlose Geschlecht. Für viele ist es unvorstellbar, dass die Mutter ihr eigenes Kind verletzt.

Das Bild einer Mutter ist eindeutig. Mütter sind aufopferungsvoll, ihr Kind ist das wichtigste in ihrem Leben. Ganz egal, was passiert, das Kind ist das wichtigste.

Welche Mutter würde also ihrem eigenen Kind schaden? Hinter fast jedem Menschen, der seinem Kind Leiden zufügt, steckt eine lange Geschichte. Oft ist diese Geschichte selbst von Gewalt geprägt.

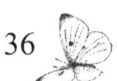

Nadja z. B. erzählte später, dass ihre eigene Mutter von ihrer Mutter misshandelt worden ist und dieses schwere Erbe an Nadja weitergetragen hat. Lange Zeit wollte Nadja nicht wissen, warum ihre Eltern ihr sowas angetan haben, inzwischen kann sie es hinterfragen. Vor allem aber möchte sie selbst nicht die Fehler ihrer Eltern wiederholen, weshalb sie hinterfragt, was ihre Eltern dazu gebracht hat.

1.3.3 Die frühe Kindheit – Eine vergesse Zeit

Haben Sie auch schon einmal geglaubt, sich an etwas zu erinnern, was Sie mit ein oder zwei Jahren erlebt haben? Vielleicht an bestimmte Gerüche, Geräusche oder Gefühle, die so real erscheinen, wie etwas, was Sie erst vor Kurzem erlebt haben?

Bis heute gehen Wissenschaftler davon aus, dass sich das Gedächtnis erst ab dem dritten Lebensjahr ausbildet, sodass es vorher keine Erinnerungen geben kann. Weil dennoch erstaunlich viele Menschen davon überzeugt sind, Erinnerungen aus der Zeit vor dem dritten Lebensjahr zu haben, führten britische Forscher eine Befragung von 6641 Personen nach ihren frühesten Kindheitserinnerungen durch. Dabei sollten sie detaillierte Angaben über die Erinnerung und ihr geschätztes Alter machen. Dazu war es wichtig, dass diese Erinnerungen definitiv nicht mit Fotos, Videos oder Erzählungen in Verbindung stehen konnten.

Das Ergebnis überraschte, denn rund 40 % der Befragten gaben an, Erinnerungen aus einer Zeit zu haben, als sie zwei Jahre oder jünger waren. Dieses Ergebnis widerspricht den Untersuchungsergebnissen zum Erinnerungsvermögen der Menschen. Wie kann das also sein, dass wir glauben, uns dennoch zu erinnern?

Die Forscher kamen zu dem Schluss, dass es sich bei den angeblichen Erinnerungen nicht um tatsächliche Erlebnisse, sondern um unbewusste Konstruktionen handelt, die wir als Erinnerung verstehen. Meistens basieren diese auf echten Kindheitserinnerungen mit Fakten aus der Kindheit, die wir von Fotos, Videos oder Geschichten gesammelt haben. Das Unterbewusstsein bastelt sich daraus täuschend echte Illusionen, die uns wie Erinnerungen vorkommen.

Doch solche Illusionen können nicht nur positiv sein. Nicht immer bildet sich das Unterbewusstsein ein, an einem wunderschönen Nordseestrand gewesen zu sein. Und manchmal sucht sich die Psyche eine gegenteilige Kompensation. Sie vergisst. Und zwar ganz bewusst. Dies ist eine Schutzfunktion.

Was also passiert, wenn ein Kind ein Trauma erlebt oder sogar über lange Zeit traumatisiert wird?

Monotraumatische Ereignisse und chronische Belastungen

Dazu wird zwischen *monotraumatischen*, einmalig belastenden Ereignissen und *chronischer Belastung* unterschieden.

Einmalige Ereignisse sind zum Beispiel Autounfälle, Todesfälle oder Naturkatastrophen, chronische unter anderem Missbrauch, Misshandlungen oder Gewalt, die sich über einen langen Zeitraum erstrecken.

Monotraumatische Ereignisse haben selten komplexe Auswirkungen und die Folgen dauern in der Regel nicht so lange an wie bei den **chronischen Ereignissen.**

Chronische, traumatische Erlebnisse haben oft weitreichende Folgen bis ins Erwachsenenalter, da diese ab einem gewissen Punkt für die Kinder Teil ihrer normalen Entwicklung werden. Einmalige Erlebnisse „unterbrechen" so gesehen die Entwicklung des Kindes, bis es wieder „normal weiterläuft", während die chronischen Erlebnisse ein Teil der Kindesentwicklung werden und diese nachhaltig beeinflussen.

Erlebt ein Kind einen Autounfall, dann weiß es, dass dieser Unfall eine Ausnahmesituation gewesen ist. Wird ein Kind dagegen vom Vater über Jahre misshandelt, gehören die Schmerzen, die Angst und die Demütigung zum Leben dazu und laufen praktisch nebenher. Das Kind verinnerlicht die Erlebnisse und entwickelt eigene Kompensationsstrategien, um mit den Erlebnissen umzugehen.

DIE FOLGEN DIESER ERLEBNISSE SIND VIELFÄLTIG UND INDIVIDUELL.

Ein Beispiel: Traumata bei Säuglingen können sich bei Schreibabys zeigen, die durch ein Geburtstrauma exzessiv und anfallsartig schreien. Manche Kinder weisen „Gedeihstörungen" auf, bei denen keine organische Ursache zu finden ist. Verhaltensstörungen wie Ängste oder Bindungsprobleme sind ebenfalls häufig zu sehen.

Oft treten auch kombinierte Krankheitsbilder auf, die in Depressionen, dissoziativen oder somatoformen Störungen münden können. Eine somatoforme Störung ist eine Störung, die körperliche Probleme bzw. Symptome verursacht, obwohl ursächlich nichts Körperliches zu finden ist. Der Mensch ist körperlich gesund. Das sorgt beim Patienten dafür, dass er sich unverstanden fühlt und nicht ernst genommen. Eine Klientin von mir sagte ganz passend: *„Die denken, ich habe einen an der Kirsche, dabei habe ich echt Schmerzen!"* Verständlicherweise war sie extrem wütend und fühlte sich gleichzeitig hoffnungslos.

Eine dissoziative Störung kann mehrere Krankheitsbilder zeigen. Gedächtnisverlust, Krampfanfälle, das Abspalten von Persönlichkeitsanteilen, es gibt eine komplexe Bandbreite von Symptomen, die alle traumatische Erfahrungen als Hintergrund haben. Die Erfahrung oder das Erlebnis wird als so extrem belastend erlebt, dass Erinnerungen nicht mehr abrufbar sind oder auch ein Teil der eigenen Identität ausgeblendet wird.

Oft können sich die Betroffenen als Erwachsene nicht mehr erinnern, was der Auslöser für ihre Ängste gewesen ist. Dieses gezielte Vergessen ist ein Schutzmechanismus der Psyche, sie dissoziiert, spaltet sich von den traumatischen Ereignissen ab, um sich selbst zu schützen. Die Patienten beschreiben das Gefühl, als seien sie nicht sie selbst gewesen, seien teilweise gar nicht mehr vor Ort gewesen.

Dies nennt man auch dissoziative Amnesie, ein teilweiser oder vollständiger Gedächtnisverlust im Zusammenhang mit belastenden Ereignissen.

Ein Beispiel ist ein junger Mann, der in einer Wohngruppe lebt. Er erlebte in seiner Kindheit schwere Misshandlungen durch den Vater und dissoziierte ebenfalls. Später beschreibt er, dass der ältere Teil in ihm den kleinen Jungen beschützen wollte und für ihn die Qualen ertragen hat. Der kleine Junge in ihm erinnert sich jedoch nicht daran. Er hat sozusagen alles Schlimme vergessen bzw. verdrängt. Der ältere Junge lebt als Teil der Persönlichkeit, als Beschützer, in ihm weiter.

1.3.4 Andere Traumata in der Kindheit

Andere Traumata können Kriegserlebnisse, Scheidung der Eltern, Todesfälle und Mobbing sein.

Kriegserlebnisse gehören in unserer Kultur zum Glück nicht mehr zu den Trauma-Ursachen, in anderen Ländern sind Kriegsverbrechen leider an der Tagesordnung. Durch Flucht kommen regelmäßig betroffene Kinder und Erwachsene zu uns, sodass das Thema Kriegstrauma dennoch Thema für uns ist.

Der Zweite Weltkrieg hatte damals die ganze Welt in Angst und Schrecken versetzt. Noch heute leidet die damalige Kriegsgeneration an den seelischen Folgen, die oft im hohen Alter noch einmal mit voller Wucht zurückkommen. Das Aufkommen alter seelischer Verletzungen wird auch *Retraumatisierung* genannt.

Nach dem Krieg blieb den Überlebenden oft keine Zeit, zu trauern und eigene schlimme Erfahrungen zu verarbeiten. Das Land musste aufgebaut und die Kinder versorgt werden, um so schnell wie möglich wieder Normalität zu erlangen. Es gab keine Therapeuten, keine Selbsthilfegruppen, keine Hilfetelefone. Und irgendwann wollte niemand mehr etwas vom Krieg hören, sondern sich auf das Schöne konzentrieren. Wo blieb also Raum für seine eigenen Erlebnisse?

In den Jahren danach konnten die Menschen ihre Erlebnisse dank Kinder, Haushalt und Arbeit verdrängen, immerhin waren diese Dinger wichtiger und die Seele fand einen Weg, die Erinnerungen abzuspalten, um sich selbst zu schützen. Doch fallen im Alter Kinder, Arbeit und Haushalt weg, können sich die alten Erinnerungen wieder ihren Weg zurück kämpfen und mit voller Wucht zuschlagen.

Wenn all die Mechanismen außer Kraft gesetzt werden, überfluten die alten Bilder, Gerüche, Geräusche und Empfindungen den Betroffenen wie eine Flutwelle nach dem Bruch eines Staudammes. Dabei können die Empfindungen so echt und akut sein wie damals.

Kommt später noch eine Erkrankung wie Alzheimer dazu, erleben die

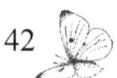

Betroffenen ihre alten Traumata noch einmal von vorne.

Heutzutage ist der Zweite Weltkrieg zwar Vergangenheit, doch in anderen Teilen der Welt herrschen jetzt in diesem Augenblick Kriege. Ob der Krieg gegen die Terrormilizen im Nahen Osten oder Bürgerkriege in Somalia, täglich flüchten Menschen und suchen Schutz. Um diese schwere Retraumatisierung zu verhindern, ist es wichtig, diesen Menschen schnelle psychologische Hilfe zu bieten.

Etwas, was viele Kinder erleben, ist die Scheidung der Eltern. Es wird jede zweite Ehe geschieden, sodass 50 % der Kinder die Trennung miterleben.

Nicht nur das Alter der Kinder, sondern die Qualität der Trennung und der Familie danach spielen eine große Rolle dabei, wie das Kind die Scheidung verarbeitet.

Im schlimmen Trennungsfällen werden Kinder zum Spielball der Eltern, manipuliert und für die eigene Machtposition benutzt. Die Kinder geraten zwischen die Fronten, wenn die Eltern sich im Streit trennen, wobei sich die Kinder oft offiziell für eine Seite entscheiden müssen. Diese Zerrissenheit ist für die Kinder schwer belastend, da sie sich in der Regel nicht entscheiden möchten und sich nach Harmonie sehnen. Und wenn sie sich für die Trennung verantwortlich fühlen, ist es besonders schlimm für sie.

Andererseits können Scheidungen für die Kinder natürlich auch erleichternd sein. Wenn die angespannte Stimmung endlich nachlässt und zu Hause wieder etwas Frieden herrscht, kann die Trennung sogar etwas Gutes sein.

Mobbing ist besonders an Schulen ein großes Thema. Schulen sind häufig ein Ort, in dem Mobbing entsteht und sich wegen des Internets nicht mehr nur auf die Schule beschränkt, sondern die Betroffenen bis nach Hause verfolgt.

Mobbing kann beim Ärgern beginnen und sich bis zur massiven körperlichen und psychischen Gewalt steigern. Opfer berichten, dass sie schwer körperlich verletzt und über soziale Medien gedemütigt, beschimpft und bloßgestellt worden sind.

Die Folgen von Mobbing sind schwere Depressionen, Angstzustände, teilweise selbstverletzendes Verhalten bis hin zu Suizidversuchen. Mobbing gilt inzwischen als eines den größten sozialen Problemen an Schulen und an Arbeitsplätzen.

1.3.5 Die Kraft unterdrückter Gefühle

Viele Patienten haben eines gelernt: Maske aufsetzen und durchhalten. Die Maske ist hierbei eine Fassade, sich den Schmerz nicht anmerken zu lassen.

Negative Gefühle zu zeigen ist in unserer Gesellschaft immer noch verpönt. Besonders das Bild des harten, starken Arbeitstiers und der aufopfernden Mutter prägen unser Menschenbild. Nach außen soll alles perfekt aussehen. Kinder schlafen die Nacht durch, junge Mütter haben eine tolle Figur und einen strahlenden Teint und schaffen es, nebenbei mit 3 kleinen Kindern noch, im Homeoffice zu arbeiten und alle inklusive Mann, zu versorgen. Um diesem Bild zu entsprechen, neigen wir dazu, Gefühle wie Angst, Zweifel und Schwäche auszublenden und uns eine Art Maske aufzusetzen.

Doch egal, wie sehr wir diese Gefühle unterdrücken, die Psyche kann dennoch unserem Körper schaden.

Zwei besonders starke Gefühle, die uns im Alltag begleiten, sind Wut und Zorn. Wir werden wütend, wenn wir im Stau stehen, wenn der Chef uns nicht in Ruhe lässt oder wenn unser Computer langsam läuft.

Wut ist eine natürliche körperliche Reaktion auf Stress, die uns seit Beginn der menschlichen Geschichte begleitet. Sie entsteht im limbischen System im Gehirn, zu welchem die Amygdala gehört, die mit dem Thalamus verbunden ist, eine Art Informationsüberträger. Dazu ist sie mit der Großhirnrinde verbunden, dem Zentrum der Sinneswahrnehmungen und mit dem Hypothalamus, der im Körper die Atmung, Kreislauf und Temperatur regelt.

Wenn wir Reize empfangen, bekommt die Amygdala diese Informationen und verarbeitet sie. Diese Informationen leitet sie an die Großhirnrinde weiter. Wenn der Reiz ein Trigger für Wut gewesen ist, reagiert sie vor der Großhirnrinde und aktiviert den Hypothalamus, um den Körper in Alarmbereitschaft zu versetzen.

Werden wir wütend, dann steigen Blutdruck und Puls stark an und Adrenalin schießt in die Muskeln, wodurch sich der Körper darauf vorbereitet, zu kämpfen. Durch den Blutdruckanstieg schottet sich das Gehirn von Außenreizen ab, wodurch wir während der Wut den oft beschriebenen „Tunnelblick" bekommen und unsensibel gegenüber sachlichen Argumenten werden. Wir sind buchstäblich blind vor Wut. In diesem Zustand neigen wir zu Kurzschlussreaktionen und Überschusshandlungen, reagieren unkontrolliert und affektiv. Wenn wir die Wut, egal auf welche Weise, ausagieren, dann kann der Körper die Hormone abbauen, Puls und Blutdruck runterfahren und schnell wieder in seinen alten Zustand übergehen.

Lassen wir die Wut nicht aus dem Körper heraus, dann steigen Puls und Blutdruck trotzdem an, bleiben aber für längere Zeit als notwendig auf diesem Level. Dies kann auf Dauer z. B. zu Herzproblemen führen, da das Herz dauerhaft „unter Strom steht". Der Körper versetzt sich in einen anhaltenden Stresszustand, der jedoch nie richtig entladen wird. Weiterhin kann der Körper nicht entgiften, wir übersäuern. Die Muskeln verhärten sich. Wir können uns nicht konzentrieren. Die Folgen sind Müdigkeit, Verdauungsprobleme, Herzrasen, Depressionen.

WIR UNTERDRÜCKEN PERMANENT UNSERE GEFÜHLE.

Doch warum tun wir das?

Über Gefühle zu sprechen, sie zuzulassen und zu akzeptieren ist ein Prozess, den wir bereits in unserer Kindheit lernen. Werden wir als Kind wütend, sind oder wir fühlen uns missverstanden, dann zeigen wir unsere Gefühle in Form von Schreien oder Weinen.

Die Reaktion des Umfeldes wird uns dahingehend prägen, wie wir auch zukünftig reagieren bzw. was wir von uns preisgeben. Einerseits muss ein Kind lernen, dass Schreien und Weinen nicht immer Wege sind, seinen Willen durchzusetzen. Ein Beispiel dafür ist die bekannte Szene im Supermarkt, wenn das Kind unbedingt etwas will, was es nicht haben darf und sich laut schreiend auf den Boden wirft.

Anders ist es jedoch, wenn nie oder nur wenig auf die Gefühle und Bedürfnisse des Kindes eingegangen wird. Wenn die Eltern zum Beispiel selbst nicht gelernt haben, über Gefühle zu sprechen, können sie dem Kind nicht beibringen, Gefühle zu kommunizieren und mit ihnen konstruktiv umzugehen.

Dann werden Gefühle ignoriert, heruntergespielt oder schlecht gemacht: *"Du hast keinen Grund, wütend/traurig/ängstlich zu sein"*, *"Anderen geht es viel schlechter als dir"*, sind Sätze, die auch Sie bestimmt schon gehört haben. Was in einem Kind passiert, ist, dass es verinnerlicht, dass seine Emotionen nichtig und falsch sind. Warum also Gefühle zulassen, die nicht gezeigt werden dürfen?

Nadja sagte, dass sie sich bis heute schuldig fühlt und deshalb kein Recht darauf habe, unglücklich oder wütend zu sein. Wurde sie als Kind wütend, bestraften ihre Eltern sie. Also schluckte sie es irgendwann herunter, bis sie ganz verlernte, konstruktiv mit schlechten Gedanken umzugehen.

Im schlimmsten Fall folgen Depressionen, Probleme mit dem Selbstwertgefühl und Gefühlsentladungen im falschen Moment. Jeder hat schon einmal erlebt, dass er völlig überzogen reagiert hat. Es wird dann nicht der Auslöser für unsere Wut beschimpft, sondern lange Zeit später die Verkäuferin, die nicht schnell genug kassiert, oder der Fremde, der unser Auto zugeparkt hat.

Wir brauchen nur noch das Tröpfchen, dass das Fass zum Überlaufen bringt und werfen jemandem, der nichts damit zu tun hat, unseren ganzen Frust unverhältnismäßig vor die Füße. Ein anderes Phänomen ist es, alles persönlich zu nehmen. Den Stau, das Wetter, die Fußballmannschaft, die verloren hat.

Über Gefühle sprechen zu können, das heißt im weitesten Sinne auch, Gefühle zulassen zu können, auch wenn sie schmerzhaft sind. Dies ist zwar nicht dasselbe, aber ein Weg dorthin. Doch gerade das zeugt von einer gesunden Beziehung zu uns selbst. Wir fühlen uns selbst, sind uns unserer Gefühle bewusst. Wir spüren uns selbst. Wir

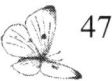

kompensieren nicht mit Drogen oder Süßigkeiten, sondern haben bestenfalls gelernt, auch negative Gefühle aushalten zu können, weil wir wissen, wie wir uns beruhigen können. Wir sind voller Vertrauen, dass dieses Gefühl auch wieder vergehen wird, abebben wird.

GEFÜHLE ZULASSEN HAT MIT SELBSTLIEBE ZU TUN.

Besonders in Zeiten von Trauer oder von anderen schweren Schicksalsschlägen hilft es uns, uns einzugestehen, dass wir auch nur Menschen sind, die manchmal Schreien, Weinen und Toben möchten. Denn nur so lernen wir zu fühlen, was wir in schwierigen Zeiten brauchen. Unserer Bedürfnisse, die echten Bedürfnisse, können wir nur erfahren und fühlen, wenn wir uns vollkommen mit allen Emotionen annehmen können.

1.4 Das Bindungsmuster von Kindern erkennen

Je tiefer die Bindung zwischen Ihnen und Ihrem Kind ist, desto selbstsicherer erkundet das Kind seine Umwelt. Dabei kann sich Ihr Kind weiter von Ihnen entfernen, ohne Angst zu haben. Denn das Kind ist selbstsicher genug, um Ihnen zu vertrauen, dass Sie auch dann in der Nähe sind, wenn das Kind Sie nicht sieht.

Doch es gibt weitere Anzeichen, an denen Sie erkennen, wie gut die Bindung zwischen Ihnen und Ihrem Kind ist.

Auf Trennung reagiert ein *sicher gebundenes Kind* mit Stress. Es möchte nicht allein bleiben, ohne die Eltern bzw. Bezugsperson, weshalb es auf eine Trennung mit Protest reagiert. Es weint, schreit und greift nach Ihnen. Sobald Sie wieder da sind, möchte es getröstet werden und beruhigt sich schnell wieder.

Bei einer *unsicheren Bindung* reagiert das Kind kaum auf eine Trennung. Es hat keine Angst, verlangt auch nicht nach Ihnen und sucht keinen Kontakt. Sind Sie wieder da, möchte es nicht getröstet werden und reagiert vielleicht sogar mit Ablehnung.

Ist das Kind eher ambivalent, reagiert es extrem auf Trennung. Es kann sich kaum beruhigen und lässt sich nur schwer bis gar nicht trösten, da es die Trennung nicht interpretieren kann. Es reagiert einerseits bedürftig, aber auch aggressiv und ablehnend.

Hat das Kind ein *desorganisiertes Verhaltensmuster,* lässt es sich keinem der Kategorien unterordnen. Es verhält sich ambivalent, läuft zum Beispiel zu Ihnen hin, dreht sich aber auf halbem Wege wieder um. Es hat zwar eine Bindung zu Ihnen aufgebaut, zeigt das aber nicht eindeutig. Oft zeigen Kinder dieses Verhalten, wenn die Eltern selber traumatische Erfahrungen gemacht haben.

1.5 Was passiert, wenn wir als Kind nicht respektiert werden?

Die erste Frage einer Therapiesitzung lautet oft: *„Wie war Ihre Kindheit?"* oder alternativ: *„Wie ist die Beziehung zu Ihren Eltern?"*

Diese Frage stellen Therapeuten nicht ohne Grund, denn fast nichts prägt uns so sehr wie die Beziehung zu unseren Eltern.

Eltern sind die wichtigsten Menschen im Leben eines Kindes. Denn die ersten Lebensjahre sind die prägendsten und beeinflussen uns bis ins Erwachsenenalter.

> LIEBESENTZUG, MANGELNDE WERTSCHÄTZUNG ODER
> RESPEKTLOSIGKEIT KÖNNEN TIEFE SPUREN
> IN UNSERER PSYCHE HINTERLASSEN UND UNS BIS INS SPÄTE
> ERWACHSENENALTER BELASTEN.

Es ist für uns kaum vorstellbar, dass Eltern ihre Kinder nicht wertschätzen, ist ein Kind doch normalerweise das größte Glück für Eltern. Doch nicht immer steckt böse Absicht dahinter, wenn Eltern ihre Kinder nicht wertschätzen. Manchmal tragen die Eltern selbst schwere Belastungen mit sich herum, wodurch sie nicht gelernt haben, Gefühle zuzulassen und sich dem Kind gegenüber zu öffnen. Dies soll keine Rechtfertigung sein, doch es ist eine Erklärung.

Erleben wir als Kind keine elterliche Liebe, können wir nur schwer Empathie und Selbstliebe erlernen. Unbewusst versuchen wir als Kind, als Jugendlicher und später als Erwachsene die Anerkennung im Außen zu bekommen und wenden dabei unterschiedliche Taktiken an. Die einen versuchen, mittels Provokation Aufmerksamkeit zu bekommen, frei nach dem Motto: *„Lieber negative Aufmerksamkeit bekommen als gar keine."*

Andere entwickeln ein starkes Leistungsbestreben und suchen sich die Aufmerksamkeit und Anerkennung über berufliche, schulische oder finanzielle Erfolge. Da das Grundbedürfnis dadurch trotzdem nicht gestillt werden kann, führen diese Versuche selten zu der eigentlich erhofften Zufriedenheit, sodass sich die Menschen in ihren Bemühungen verlieren können.

Die Folgen sind oft Depressionen, Burn-out, Selbstzweifel, Ängste, Perfektionismus und Hoffnungslosigkeit neben der eigentlichen Frage, warum man nicht die Anerkennung der Eltern bekommt. Ist man nicht gut genug? Hat man etwas falsch gemacht? Da diese Frage selten endgültig beantwortet wird, blieben die Zweifel im Menschen bestehen.

Selten oder – ich wage zu sagen nie – liegen die Gründe für das elterliche Verhalten im Kind selbst. Oft ist es das Ergebnis von projizierten Gefühlen auf das Kind, die einen ganz anderen Ursprung haben. Ist ein Kind ungewollt oder ungeplant, ist es möglich, dass die Eltern dem Kind unbewusst die Schuld geben an den Problemen, die entstehen können, wenn ein kleiner Mensch in unser Leben tritt. Es fallen mehr Kosten an, die Partnerschaft verändert sich, wir haben weniger Zeit für uns selbst und auch körperlich ist es anstrengend mit einem Baby. Man hat nachts weniger Schlaf, ist ständig gefordert und in der Verantwortung.

Möglicherweise sind unsere Ziele oder Karrierestufen nicht mehr so leicht erreicht. Es kann also sein, dass ein Kind die Eltern an etwas hindert, was sie erreichen wollten, wie bestimmte berufliche Positionen. Oder eigene negative Erfahrungen im Elternhaus, nicht gewollt oder abgelehnt worden zu sein, stehen im Weg und blockieren den Fluss der Liebe, sodass diese erlernten Verhaltensweisen an das Kind weitergegeben werden.

DOCH EGAL WELCHE GRÜNDE NUN VORLIEGEN, DIE FOLGEN SIND FAST IMMER IDENTISCH.

Kapitel 2

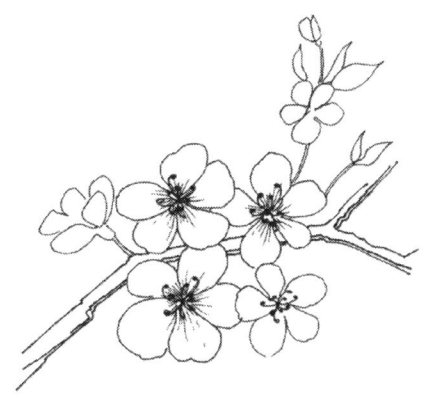

2.1 Folgen von Trauma

2.1.1 Körperliche Reaktionen als Selbstschutz

Traumata haben nicht nur Auswirkungen auf die Seele, sondern auch auf den Körper, und zwar unabhängig von der Art des Traumas. In gefährlichen Situationen verhindern Hormone wie das Adrenalin, dass wir Schmerzen spüren. Aus diesem Grund berichten viele Patienten, dass sie zum Beispiel direkt nach einem Unfall einige Verletzungen nicht bemerkt haben. Erst lange Zeit nach dem Unfall, wenn der Körper wieder zur Ruhe kommt, bricht der Kreislauf zusammen und die Schmerzen nehmen schlagartig zu.

Leiden wir unter Todesangst oder sind auf andere Art und Weise in unserem Leben gefährdet, gibt es drei Möglichkeiten zu reagieren: Kämpfen, flüchten oder Sich-tot-Stellen. Das sind drei Optionen, die unterschiedliche Auswirkungen auf den Körper haben.

Der Kampf ist die aggressivste Reaktion und auch die gefährlichste. Denn der Kampf ist die direkte Konfrontation. Daher ist der Kampf für den Körper besonders anstrengend, da der Körper viel Potential aktivieren muss.

Kraft: Im Kampf brauchen wir Kraft. Denn ist der Gegner stärker, müssen wir das kompensieren, um gewinnen zu können.

Ausdauer: Ein Kampf kann lange dauern, kann aber auch schnell vorbei sein. Da wir das nur bedingt beeinflussen können, müssen wir auf alles vorbereitet sein.

Schmerzen: Kämpfen birgt das größte Verletzungsrisiko. Durch bestimmte Stresshormone spüren Sie im Kampf weniger Schmerzen, doch der Körper registriert sie dennoch.

Flucht: Das ist der Weg aus der Notsituation. Wir entziehen uns der Gefahr in der Hoffnung, uns daraus befreien zu können. Das ist immer noch offensiv, aber weniger riskant. Dabei brauchen wir sehr viel Ausdauer und Schnelligkeit.

Sich-tot-Stellen: Dies bedeutet, dass der Körper in eine Art Totenstarre fällt. Das passiert, damit das Tier oder der Gegner das Interesse an uns verliert. Die Schockstarre oder Totenstarre geschieht aus Reflex und kann in der Regel nicht gesteuert werden *(Reddemann & Dehner-Rau, 2020)*[2].

Es fiel im Krankenhaus auf, dass eine ältere Dame zum Schlafen stocksteif im Bett lag. Die Arme waren eng an den Körper gelegt, sie lag da wie ein Bügelbrett, unfähig, sich zu bewegen. Dies geschah vor allem dann, wenn männliche Pfleger das Zimmer betragen. In ihrer Krankenakte war vermerkt, dass sie jahrelang vom eigenen Vater missbraucht wurde. Er kam nachts betrunken in ihr Zimmer, schloss von innen ab und missbrauchte sie in ihrem eigenen Bett. Sie verfiel regelmäßig in eine Totenstarre, in einen Zustand, den man auch frozen nennt, um nicht spüren zu müssen.

Diese körperlichen Reaktionen sind lebenswichtig. Sie schützen uns in Notsituationen und sorgen dafür, dass wir genügen Kraft haben, zu kämpfen oder zu flüchten oder uns tot zu stellen, damit der Gegner verschwindet und von uns ablässt.

Um die Auswirkungen eines Traumas auf das Gehirn zu verstehen, müssen Sie erst einmal verstehen, wie das Gehirn Erlebnisse im Normalfall verarbeitet.

---

[2] Prof. Dr. Luise Reddenann & Dr. Cornelia Dehner-Rau, 6. Auflage 2020. *Trauma verstehen, verarbeiten, überwinden – Ein Übungsbuch für Körper und Seele*, S.30

2.1.2 Das geschieht im Gehirn

Für die Verarbeitung von Stress sind vor allem diese Bereiche im Gehirn verantwortlich:

- Der Thalamus
- Die Amygdala
- Der Hippocampus
- Die Großhirnrinde

Der Thalamus

Der Thalamus ist sozusagen das Tor zum Bewusstsein. Unsere Sinnesorgane leiten die Reize aus Augen, Nase, Ohren und Mund zum Thalamus, wo dieser die Reize filtert. Dabei entscheidet der Thalamus, welche Reize wichtig sind und welche herausgefiltert werden können. Dadurch schützt sich der Körper vor Überreizung.

Die Amygdala

Die Amygdala ist an der Bildung von Ängsten beteiligt und damit ein wichtiger Teil bei der Bildung von Traumata. Die Amygdala erkennt Gefahren, analysiert sie und reagiert entsprechend. Dabei werden Erinnerungen, zum Beispiel an Orte oder bestimmte Geräusche, mit Emotionen verbunden. Dabei werden diese Erinnerungen allerdings nicht bewertet.

Der Hippocampus

Der Hippocampus ist der ordnende Teil des limbischen Systems. Er sortiert Ereignisse zeitlich und geografisch und bewertet die Reize. Zudem ist der daran beteiligt, Erinnerungen vom Kurzzeitgedächtnis in das Langzeitgedächtnis zu übertragen. Dieser Langzeitspeicher ist die Großhirnrinde.

Die Großhirnrinde

Hier werden Erinnerungen auf lange Zeit gespeichert. Der Thalamus, die Amygdala und der Hippocampus leisten sozusagen die Sortierarbeit und die Großhirnrinde speichert diese im Langzeitgedächtnis ab[3].

Also verläuft die Erinnerungsspeicherung nach folgendem Schema ab:

→ **Thalamus:** Filtern von Sinneseindrücken

→ **Amygdala:** Verbindung von Emotionen und Ereignissen

→ **Hippocampus:** Zuordnung von Erinnerungen nach zeitlichen und geographischen Aspekten

→ **Großhirnrinde:** Langzeitspeicher

Adrenalin – Schutz bei Angst und Panik

Adrenalin ist ein wichtiges Hormon, wenn wir in Not geraten. An sich ist der Adrenalinspiegel in unserem Körper niedrig. Geraten wir allerdings in Not, schüttet der Körper Adrenalin aus. Und das hat mehrere Gründe.

Adrenalin wird in der Nebenniere produziert und dann ins Blut abgegeben. Das passiert, wenn Sie sich erschrecken oder große Angst haben. Das kann zum Beispiel bei Unfällen, Naturkatastrophen oder Überfällen passieren.

Dabei analysiert das Gehirn die Notsituation und nimmt im Bruchteil einer Sekunde die Bedrohung war und aktiviert die

---

[3]Traumatherapie-Praxis Stephan Stahlschmidt: Trauma – Was im Gehirn dabei passiert

http://posttraumatische-belastungsstoerung.com/trauma-was-im-gehirn-passiert

Adrenalinausschüttung. Dadurch werden wir kampf- und fluchtbereit. Im Augenblick einer Sekunde entscheiden wir, was wir tun, das ist unser Instinkt, nicht unser Kopf.

Bei der Adrenalinausschüttung geschehen mehrere Dinge im Körper:

- Blutdruckanstieg
- Steigerung der Herzfrequenz
- Erweiterung der Bronchien und dadurch gesteigerte Sauerstoffversorgung
- Pupillen weiten sich für die bessere Sicht
- Anstieg des Blutzuckerspiegels
- Erhöhte Schweißproduktion
- Die Verdauung wird gehemmt

Allgemein gesprochen sorgt Adrenalin dafür, dass wir wachsamer werden und unsere Konzentration massiv ansteigt. Der Sinn ist es, in kurzer Zeit für viel Konzentration auf den Punkt zu sorgen.

Hält die Stresssituation an, folgt die Ausschüttung von Noradrenalin. Noradrenalin wirkt ähnlich wie Adrenalin, hat aber eher die Funktion, den Blutdruck ansteigen zu lassen. Zudem aktiviert Noradrenalin, dass weiterhin Adrenalin ausgeschüttet wird, um die gesteigerte Konzentration aufrecht zu erhalten.

All diese Mechanismen schützen uns seit Beginn der Menschheitsgeschichte vor gefährlichen Situationen. Doch wenn dieser Mechanismus außer Kontrolle gerät, kann es ins Negative übergehen.

So kann das Gehirn Situationen oder Orte nicht mehr einordnen, die eigentlich sicher sind, die Unterscheidungsfähigkeit fehlt, sodass wir auch in ungefährlichen Situationen mit Angst reagieren.

Erleben wir ein traumatisches Erlebnis, fluten Stresshormone das

Gehirn. Diese Stresshormone stören die Verarbeitung und das Zusammenspiel zwischen den einzelnen Hirnbereichen, sodass die Erlebnisse nicht richtig verarbeitet werden können.

Dabei werden die Gefühle, Bilder, Geräusche und Gerüche in der Amygdala verarbeitet, der Hippocampus kann diese allerdings nicht mehr der Realität zuordnen.

Daraus folgt die *„hippocampale Amnesie"*, sodass keine Erinnerungen an die wirkliche, reale Situation gebildet werden. Dadurch überwiegt später die emotionale Erinnerung an das Geschehen, die lückenhaft und von Gefühlen geprägt ist.

TRIGGER KÖNNEN FLASHBACKS AUSLÖSEN.

Dadurch erleben die Patienten teilweise die traumatische Erinnerung erneut, wenn sie *Ähnliches hören, riechen oder sehen*. Solche sogenannten Trigger können teilweise heftige Flashbacks auslösen, die das Gehirn nicht mehr von der Realität unterscheiden kann.

Tatsächlich aber kann diese „richtige" Verarbeitung durch eine gezielte Therapie nachgeholt werden. Manche Therapien haben das Ziel, durch gelenkte Aufarbeitung das Trauma wieder „richtig" im Gehirn abzuspeichern. Man könnte sagen, dass Emotion und Situation hier getrennt werden, damit man nicht immer wieder die gleiche Gefühlskette durchlebt.

2.1.3 Formen von Stress

Die Verarbeitung von Stress ist evolutionär gesehen wichtig, um zu überleben. Daher haben sich die Organismen viele Strategien überlegt, um sich dem Stress anzupassen.

Haben wir akuten Stress, zum Beispiel bei einem Unfall oder einem Kampf, setzt der Körper wie oben beschrieben, Adrenalin und Noradrenalin frei. Doch gleichzeitig schüttet der Körper auch Glukokortikoide aus (u. a. Kortisol), um vermehrt Zucker aufnehmen zu können. Zucker ist ein wichtiger Energielieferant und soll dem Körper in der akuten Stresssituation schnell Energie liefern. Gleichzeitig fährt der Körper Verdauung, Wachstum und das Immunsystem herunter, um Energie zu sparen.

> BEI STRESS IST DER KÖRPER PERMANENT IN ALARMBEREITSCHAFT UND LEIDET NACH EINER GEWISSEN ZEIT.

Genau das macht der Körper bei anhaltendem Stress. Er schüttet dauerhaft Stresshormone aus, die den Körper in eine Art chronische Alarmbereitschaft steckt. Der Blutdruck ist dauerhaft erhöht, der Blutzucker zu hoch und die Verdauung gestört. Dadurch leiden wir nach einiger Zeit an Erschöpfung, Kopfschmerzen und Muskelschmerzen.

Da auch das Immunsystem dauerhaft eingeschränkt wird, kriegen wir schneller Infektionen wie Erkältungen und grippale Infekte. Langzeitfolgen können dazu Übergewicht, Diabetes und Herzkrankheiten sein. Daher ist es wichtig, rechtzeitig auf chronischen Stress zu reagieren und dagegen anzugehen.

2.2 Trauma-Folgen für die Seele

2.2.1 Depressionen

Eine Depression ist eine der häufigeren psychischen Erkrankungen und mehr als nur Traurigkeit.

Oft werden Depressionen mit einfacher Traurigkeit, Schwermut oder Antriebslosigkeit gleichgesetzt. Dabei ist eine Depression mehr als das.

Jedes Trauma löst eine Reaktion im Gehirn aus. Dabei werden die Botenstoffe, die unser Empfinden beeinflussen, durcheinandergebracht. Die Botenstoffe können nicht mehr richtig arbeiten, wodurch es zu depressiven Symptomen kommt.

Depressionen sind eine weitverbreitete Krankheit. Etwa 5 % der Deutschen leiden unter einer depressiven Erkrankung. Leider ist die Dunkelziffer sehr hoch, sodass nicht geklärt ist, wie viele Menschen tatsächlich an einer Depression leiden, ohne behandelt zu werden.

JEDES TRAUMA LÖST EINE REAKTION IM GEHIRN AUS.

Viele Patienten leiden das erste Mal zwischen dem 30. und 40. Lebensjahr an einer depressiven Erkrankung. Besonders Menschen, die unter einem großen Druck stehen, erkranken an der Depression, aber auch nach einer traumatischen Erfahrung leiden viele Patienten an Symptomen einer Depression.

Posttraumatische Belastungsstörung und Depressionen

In Studien wurde der Zusammenhang zwischen einer PTBS und depressiver Symptome untersucht. In Amerika kam dabei heraus, dass mehr als 50 % amerikanischen Veteranen mit einer diagnostizierten PTBS zusätzlich an Symptomen einer schweren Depression litten (*Thieme: Traumatisierung und Depressionen*)[4].

In Deutschland liegt dieser Wert bei 20 % der Patienten, die wegen einer PTBS behandelt werden. So viele leiden zusätzlich an einer Depression.

Nach einem traumatisierenden Erlebnis zeigen die Betroffenen verschiedene Symptome. Diese können sehr vielfältig sein:

- Betäubung, Gefühllosigkeit
- Wechselnde Emotionen: von Schock bis hin zu Schuldgefühlen
- Extreme Traurigkeit
- Schmerzen
- Erschöpfung
- Schlafstörungen bis hin zu Schlaflosigkeit

In der ersten Zeit nach dem Trauma sind diese Symptome nicht besorgniserregend, sondern Teil der Verarbeitung des Traumas. Daher sollte sich der Patient einige Wochen Zeit nehmen, um wieder zur Ruhe zu kommen. Treten allerdings noch Monate nach dem Erlebnis extreme Symptome wie Trauer, Antriebslosigkeit oder Ängsten, sollte Hilfe gesucht werden.

---

[4] Thieme: *Traumatisierung und Depressionen*

Inzwischen gilt als gesichert, dass Menschen, die einmal an einer Depression erkrankt sind, im Laufe des Lebens erneut an einer Depression erkranken werden. Ebenso zeigt sich, dass Patienten mit Depressionen häufiger in der Kindheit Gewalt wie körperliche oder seelische Gewalt, Vernachlässigung oder lebensgefährliche Situationen erlebt haben.

Oft haben die Patienten nicht gelernt, mit entsprechenden Situationen umzugehen oder haben gelernt, *„das Ergebnis des Ereignisses nicht beeinflussen zu können"*, wodurch sie in eine passive Haltung hineingeraten[5].

---

[5] Thieme, 2018: Traumatisierung und Depression

2.2.2 Essstörungen

Viele Patienten erkranken nach einem traumatischen Erlebnis an Essstörungen. Die Essstörungen setzen den Körper zusätzlich unter enormen Stress, da das Essen eines der tiefsitzenden Grundbedürfnisse des Menschen ist. Nahrungsentzug oder übermäßiges, gar suchtartiges Essen schüttet Endorphine aus, was zwar der Seele für den Moment hilft, für den Körper aber eine Belastung ist. Diese Belohnung möchte das Gehirn dann immer wieder. Folgen von Traumata treten sehr häufig in Gruppen auf. Das heißt, dass mehrere Krankheitsbilder gemischt auftreten, wobei Essstörungen zu den häufigsten diagnostizierten Krankheiten gehören. Darunter fallen Anorexie, auch als Magersucht bekannt, Bulimie (Ess-Brech-Sucht) und die Binge Eating-Störung.

Es können aber auch Mischformen sowie nicht näher bezeichnete Essstörungen auftreten, die sich keinem klassischen Krankheitsbild zuordnen lassen. Darunter fällt sämtliches krankhaftes Essverhalten. Fast immer gehen Essstörungen mit einer Körperschemastörung einher. Das bedeutet, dass die Patienten ein verzerrtes Bild von ihrem Körper haben und sich und ihren Körper nicht richtig wahrnehmen oder falsch einschätzen. Viele Menschen zeigen nach komplexen Traumata ein gestörtes Essverhalten. Die Gründe dafür sind vielfältig.

Patienten, die an Magersucht oder Bulimie leiden, berichten von einem Wunsch nach Kontrolle und Perfektion, die sie über die Kontrolle des Essens erreichen wollen. Entweder es ist die Kontrolle über den Körper oder sogar weitergehend über das Leben. Den Körper auf einem Stand zu halten bedeutet: Er wird sich nicht verändern. Ich habe ihn im Griff.

Dabei wirkt das Essen wie eine Verlagerung des eigentlichen Problems und dient gleichzeitig als Ablenkung von den Problemen, die die Patienten belasten. Solange das Essverhalten kontrolliert wird, wird auch alles andere kontrolliert. Besonders Patienten mit Ohnmachts- und Machtlosigkeitsgefühlen kompensieren ihren Kontrollverlust über die Kontrolle des Essens. Viele dieser Menschen

hätten in der Kindheit viel Aufmerksamkeit, Liebe, Stabilität und Struktur gebraucht, die sie sich – kurz ausgedrückt – jetzt über die Essenskontrolle holen.

Gründe für Essstörungen können auch traumatische Erlebnisse sein, die direkt mit dem Essen zusammenhängen. Kinder, die zum Beispiel hungern mussten oder zum Essen gezwungen wurden, leiden später häufiger unter Essstörungen. Wurde Essen oder Nicht-Essen als Strafe genutzt (*„Du gehst ohne Abendessen ins Bett."*) oder wurden am Esstisch Konflikte ausgetragen, kann das langfristige Folgen für die Patienten haben.

Dadurch erlernen sie kein gesundes Essverhalten oder wurden zu einem bestimmten Verhalten konditioniert. Bestimmte Reize können beim Essen Ekel- oder Schamgefühle auslösen, sodass die Patienten nie gelernt haben, Essen mit einem guten Gefühl zu verbinden.

Magersucht

Die Magersucht oder Anorexie, ist eine der bekanntesten Essstörungen. Im Fokus dieser Erkrankung steht die Verweigerung des Essens mit dem Ziel, ein möglichst niedriges Gewicht zu erreichen. Um das zu schaffen, greifen die Patienten auf vielfältige Methoden zurück.

Wege dazu können das strenge Zählen von Kalorien sein, exzessiver Sport, Hungern bis hin zum Missbrauch von Abführmitteln und selbst herbeigeführtes Erbrechen.

- Damit eine Magersucht vorliegt, müssen für die Diagnose bestimmte Kriterien erfüllt werden.
- Untergewicht.
- Ständige Angst, Gewicht zuzunehmen.
- Massive Kontrolle der Nahrungszufuhr, z. B. durch strenges Kalorienzählen oder Abwiegen des Essens.
- Eventuell Missbrauch von Medikamenten wie Abführmittel, um das Gewicht weiter zu reduzieren.
- Körperschemastörungen. Das bedeutet, die Patienten fühlen sich noch immer zu dick, obwohl sie schon stark untergewichtig sind.
- Die Patienten definieren ihr Selbstwertgefühl über ihr Gewicht.

Bulimie / Ess-Brech-Sucht

Bei der Bulimie schwanken die Patienten zwischen Essanfällen und selbst herbeigeführtem Erbrechen. Bei den Essanfällen essen die Patienten teilweise sehr große Mengen unkontrolliert, dabei haben sie keine Kontrolle mehr über ihr Hungergefühl. Um die teilweise sehr großen Kalorienmengen zu kompensieren, erbrechen die Patienten nach dem Essen. Dabei kommt es nach einiger Zeit zu Schäden am Magen, an der Speiseröhre und den Zähnen, da die immer wieder hochkommende Magensäure die Schleimhäute angreift.

Die Bulimie führt in der Regel nicht zu Untergewicht, da das Erbrechen nur bis zu einem gewissen Grad die Kalorien wieder ausgleichen kann. Daher sind viele Patienten normal- bis leicht übergewichtig, trotz ihrer Krankheit.

Binge-Eating-Disorder /Esssucht

Bei der Esssucht essen die Patienten rauschartig große Mengen, ohne hinterher zu erbrechen oder Abführmittel zu nehmen. Dadurch leiden viele Patienten an Übergewicht, weil sie ihr Essverhalten nicht kontrollieren können.

- Um die Erkrankung zu diagnostizieren, müssen einige Kriterien erfüllt werden.
- Die Patienten essen während der Anfälle schneller als gewöhnlich.
- Die Patienten essen, bis sie sich voll fühlen und der Magen kaum noch Nahrung aufnehmen kann.
- Die Essattacken treten unabhängig vom Hungergefühl auf. Die Patienten spüren selten richtigen Hunger, wenn die Anfälle auftreten.
- Die Patienten fühlen sich nach der Attacke schlecht und schuldig.

Die Ursachen für die Krankheit sind auch hier sehr vielfältig. Oft haben die Betroffenen schon viele Abnehmversuche und Diäten hinter sich.

Viele Patienten berichten, vor den Essanfällen schon an psychischen Problemen oder unter Stress zu leiden. Daher werden psychische Probleme zu den Ursachen gezählt. Über das Essen versuchen die Patienten, Glücksgefühle auszulösen und verlieren die Kontrolle. Esssucht tritt etwas später auf als die Magersucht. Es erkranken vorwiegend Patienten im späteren Jugendalter oder im jungen Erwachsenenalter.

2.2.3 Angststörungen

Angst ist tief in uns verankert. Sie hindert uns daran, uns in Gefahr zu begeben, und schützt uns vor riskantem Verhalten. Sie sorgt dafür, dass wir nicht einfach über die Straße gehen, dass wir uns im Auto anschnallen und dass wir Respekt vor gefährlichen Tieren haben. Daher ist die Angst an sich sehr wichtig und für uns lebenswichtig. Sie schützt uns auch vor Selbstüberschätzung, vor Dummheiten.

Doch in manchen Fällen können wir die Kontrolle über die Angst verlieren. Angststörungen zeigen sich auf vielfältige Weise. Sie werden unterteilt in:

- Panikstörung mit oder ohne Agoraphobie,
- generalisierte Angststörung,
- soziale Angststörung und in
- spezifische Phobien.

Bleiben Ängste unbehandelt, können sie sich immer mehr verselbstständigen. Irgendwann entsteht *„die Angst vor der Angst"*, auch Erwartungsangst genannt. Dabei erwartet der Betroffene, in bestimmten Situationen Angst zu haben, was die Angst verstärkt. In der Folge ziehen sich die Betroffenen immer mehr aus dem Leben zurück, vermeiden Situationen, in denen die Angst auftreten kann. Zusätzlich zu den Ängsten leiden die Patienten dann unter körperlichen Symptomen und einem sehr geringen Selbstvertrauen, dem Gefühl, den Ängsten ausgeliefert zu sein und einem starken Ohnmachtsgefühl. Sie haben das Gefühl, der Angst machtlos ausgeliefert zu sein. Letztendlich führt die Angst dann zu Problemen im Privatleben oder in der Beziehung, weil sich die Betroffenen immer mehr isolieren.

2.2.4 Ursachen der spezifischen Phobien

Oft steht die spezifische Phobie in direkter Verbindung mit der Ursache des Traumas. Wurden Sie zum Beispiel von einem Hund angegriffen, haben Sie danach vielleicht Angst vor Hunden.

Etwa die Hälfte der Menschen hat Angst vor konkreten Dingen oder Situationen. Von einer Phobie sprechen Psychologen aber in der Regel erst, wenn die Angst das Leben und den Alltag einschränkt. Das kann passieren, wenn Sie zu große Angst vor dem Autofahren haben oder so große Angst davor haben, das Haus zu verlassen, dass Sie sich nicht mehr nach draußen trauen.

2.2.5 Ursachen der sozialen Angststörung

Nicht nur Erfahrung, auch die Genetik kann die Entstehung einer Phobie fördern. Ist ein Mensch von Natur aus ängstlich, neigt dieser Mensch eher dazu, eine Phobie zu entwickeln.

Negative oder traumatisierende Erlebnisse können die Angst stark verschlimmern und letztendlich zu einer Phobie führen.

Symptome können sein:

- Angst vor Blamagen in der Öffentlichkeit. Die Betroffenen fürchten, dass sie sich vor fremden Menschen blamieren und fühlen sich beobachtet.
- Große Angst vor Menschen zu sprechen.
- Angst vor Konfrontation. Das kann die Arbeit betreffen als auch schon die Konfrontation im Supermarkt mit den Mitarbeitern sein.
- Mit Fremden sprechen zu müssen, um sich zum Beispiel beim Bäcker Brötchen zu kaufen.
- Alleine Situationen zu meistern, die sie nicht kennen. Das kann zum Beispiel ein Termin bei einer Behörde sein.
- Doch auch Treffen mit Freunden können zur Herausforderung werden.

Rund 7 % der Deutschen leiden unter einer sozialen Phobie. Sie beginnt oft schleichend im Kindesalter und hat zwischen dem 20. und 35. Lebensjahr ihren Höhepunkt.

2.2.6 Generalisierte Angststörung – Ursachen

Bei dieser Form betrifft die Angst verschiedene Lebensbereiche, ohne sich auf einen Bereich zu fokussieren. Dabei kann die Angst ohne Grund auftreten, das bedeutet, dass sie keinen bestimmten Auslöser hat.

Dabei können die Sorgen irrational sein und gleichzeitig ganz reale Bereiche wie Angst vor Armut, Tod oder Arbeitslosigkeit betreffen, obwohl es keinen Grund für diese Sorgen gibt. Die Sorgen übertreffen dabei die normalen Sorgen und können zu Panik führen. Die Betroffenen leiden an Angstsymptomen, Schlafstörungen und Panikattacken, die das Leben stark beeinträchtigen können.

Die Symptome können dabei vereinzelt über den ganzen Tag auftreten:

- Herzrasen
- Übelkeit
- Herzklopfen
- Ruhelosigkeit
- Muskelschmerzen
- Schwitzen

Als Folge schränken die Betroffenen ihr Leben stark ein und entwickeln depressive Symptome.

Bei der Entstehung der Angststörung treffen oft mehrere Faktoren aufeinander. Zum einen begünstigen unsichere Lebensumstände in der Kindheit die Angststörung, zum anderen spielen Verluste durch Tod oder Scheidung eine große Rolle. Auch Missbrauch und Vernachlässigung fördern die generalisierte Angststörung. Aber auch Medikamente oder Drogenmissbrauch (Haschisch, Alkohol, Kokain, ...) können Ängste und Panikattacken auslösen. Eine falsche Ernährung kann dies noch begünstigen.

2.2.7 Panikstörung mit oder ohne Agoraphobie

Bei der Panikstörung leiden die Betroffenen unter plötzlichen Angstattacken. Sie treten ohne erkennbaren Auslöser sehr plötzlich auf und zeigen sich unter anderem durch Herzrasen, Atemnot, Schwindel und Schweißausbrüche.

Um die Angstattacken zu verhindern, schränken die Betroffenen ihr Leben immer mehr ein und vermeiden Situationen, in denen die Attacken aufgetreten sind, um sie nicht noch einmal erleben zu müssen.

Manchmal steht die Panikstörung mit der Agoraphobie, also der Platzangst in Verbindung, sodass die Panikattacken vor allem auf großen Plätzen und in der Öffentlichkeit auftreten. Dadurch meiden die Betroffenen die Öffentlichkeit, verlassen kaum noch das Haus und trauen sich nur in Begleitung raus. Der Leidensdruck ist sehr hoch, da das öffentliche Leben kaum noch stattfindet.

Die Panikattacken können wenige Minuten dauern, aber auch in schlimmen Fällen bis zu mehreren Stunden anhalten. Im Schnitt dauern die Panikattacken etwa 30 Minuten, wobei die Häufigkeit schwanken kann. Sollten Sie unter Ängsten und Panikattacken leiden, dann schauen Sie auch gern in mein Buch *„Ängste und Panikattacken zum Teufel jagen."*

2.2.8 Borderline – Das Leben auf einem Vulkan

Die Probleme von Borderline-Patienten sind sowohl körperlich als auch emotional spürbar. Die großen Spannungen, unter denen ein Borderline-Patient leidet, sind das eine. Die Kompensationshandlungen, mit denen versucht wird, ein Ventil zu schaffen, das andere. Im Schutz von meist dissoziativen Zuständen ist die Kompensation nicht allzu gewalttätig. Doch Selbstverletzungen sind ein weiteres Ventil, Druck abzulassen und ein Gefühl von Geborgenheit zu finden. Eine große innere emotionale Zerrissenheit entsteht durch den einerseits großen Wunsch nach Geborgenheit und Nähe, andererseits die übernatürlich große Angst vor Nähe aufgrund der traumatischen Erfahrungen.

Das macht es schwierig, Beziehungen auf Augenhöhe aufzubauen, denn schnell entsteht aus der Not heraus ein manipulatives Spiel, das selbstverständlich kein Spiel ist. Das Gegenüber wird aus Angst getestet und zunächst mit Love-Bombing überschüttet, später wird der Stress am Gegenüber ausgelassen. So entstehen nicht selten Co-Abhängigkeiten, privat, aber auch am Arbeitsplatz. Wenn die Wut kommt, ist sie nicht mehr zu halten. Dann übernimmt sie die Kontrolle und sorgt dafür, dass die Umwelt um einen herum verschwimmt.

Die Borderline-Persönlichkeitsstörung ist gekennzeichnet von Wutausbrüchen und unkontrollierbaren Gefühlsschwankungen. Die Betroffenen sind impulsiv und instabil. Die Impulsivität und Instabilität betreffen nicht nur das Privat- und Berufsleben, sondern auch die Beziehungen.

Ein anderer Name ist die emotional-instabile Persönlichkeitsstörung des Borderline-Typs. Die Betroffenen leiden wie gesagt unter Wutausbrüchen bis hin zum selbstverletzenden Verhalten. Zudem neigen sie oft zu risikohaftem Verhalten, Drogenmissbrauch und Essstörungen. All diese Aspekte machen die Borderline-Störung zu einem komplexen Krankheitsbild.

Ursachen

Inzwischen geraten genetische Faktoren stärker in den Fokus der Forschung. Gleichzeitig ist es ein Zusammenspiel aus genetischen und äußerlichen Faktoren, welche dazu führen, dass manche eine Borderline-Störung entwickeln. Schaut man sich die Biografie von Borderline-Patienten an, werden (sexuelle) Gewalterfahrung und schwere Vernachlässigung besonders häufig gefunden. Oft erlebten die Betroffenen diese schon in früher Kindheit. Diese führten zu langfristigen Veränderungen im Gehirn. Scans zeigen, dass das Gehirn von Borderline-Patienten anders funktioniert. In den Scans haben die Forscher festgestellt, dass die *Amygdala (Mandelkern)*, die unter anderem für die Stressverarbeitung zuständig ist, verändert ist. Bei Borderlinern ist dieser Bereich kleiner und leichter erregbar. Der Hippocampus, eine weitere Struktur des limbischen Systems, ist dauerhaft verändert, wodurch die Steuerung emotionaler Reaktionen verändert ist.

Symptome und Krankheitsbild

Borderline-Patienten leiden insbesondere an einer Störung der Affektregulation. Das führt dazu, dass sie unter teilweise unerträglichen Spannungszuständen leiden. Um diese Spannungszustände zu regulieren, entwickeln Borderline-Betroffene Strategien wie Selbstverletzung, Drogen- oder Alkoholmissbrauch. Diese Strategien sollen die innere Anspannung reduzieren. Im Laufe der Zeit reicht dieser Reiz allerdings nicht mehr aus, sodass er verstärkt werden muss, wodurch sich die Selbstverletzung oder der Alkoholmissbrauch immer weiter steigert.

Häufig folgen auf einen instabilen Moment Scham, Schuld und Selbstvorwürfe. Die Patienten schämen sich für ihren Kontrollverlust. Viele Patienten leiden zusätzlich unter einem geringen Selbstwertgefühl und unter schwankenden Identitätsgefühlen. Die Angst vor dem Verlassenwerden erschwert es, eine Beziehung zu führen.

Bei den Kontrollzwängen ist es ähnlich. Dabei steht die Angst, Katastrophen zu verschulden, im Vordergrund, weswegen sie zum Beispiel zwanghaft den Herd, die Haustür oder das Licht kontrollieren. Ebenso zeigen sie es, wenn sie über gewisse Geschehnisse keine Kontrolle haben, indem sie zum Beispiel zehnmal am Tag ihren Kontostand kontrollieren, wenn sie Geld erwarten.

Wiederholungszwänge zeigen sich in solchen Zwängen, bestimmte Handlungen abzuzählen und zu wiederholen, zum Beispiel zwanghaftes Klopfen in einer bestimmten Anzahl an der Tür.

Oft treten diese Symptome zusammen mit weiten Beschwerden wie Depressionen, Panikstörungen, Essstörungen oder sozialen Phobien auf.

2.3 Dissoziation – Wenn die Seele auseinanderfällt

Die seelische Abspaltung vom Erlebten ist eine der extremen Fähigkeiten oder Lösungen der Psyche, sich Schutz zu suchen. Dieser Vorgang wird auch Dissoziation genannt und ist ein seelischer Schutzmechanismus, sich vom traumatischen Erlebnis zu trennen. Dabei kann sich die Erinnerung (Amnesie) bis hin zur Persönlichkeit abspalten (Depersonalisation).

Sie kennen das vielleicht auch. Spüren Sie nach einem Unfall keine Schmerzen und können weiterhin klar agieren, haben Sie sich von dem Unfall abgespalten. In vielen Fällen können Sie sich später nur bruchstückhaft an den Unfall erinnern, teilweise ist der gesamte Abschnitt aus dem Gedächtnis gelöscht.

Diese Fähigkeit sichert in vielen Fällen das Überleben, da wir trotz Schmerzen und Angst weiterhin die Kontrolle über uns haben. Kinder können besonders gut dissoziieren und bekommen einen „Tunnelblick", wirken weggetreten und sind scheinbar in ihrer eigenen Welt.

Dissoziation kann auch gesund sein. Fokussieren wir uns auf die Arbeit, dissoziieren wir ebenfalls, indem wir alles um uns herum ausblenden und uns nur noch auf das konzentrieren, was wir gerade tun. Doch manchmal wird es auch gefährlich. Besonders Kinder neigen dazu, bei langanhaltenden Traumata immer wieder und wieder zu dissoziieren und dabei die Kontrolle darüber zu verlieren. So können bestimmte Auslöser (Trigger) dafür sorgen, dass wir dissoziieren, obwohl die Situation gar nicht gefährlich für uns ist. Solche Trigger können Gerüche, Geräusche oder bestimmte Worte sein, die uns an das traumatische Erlebnis erinnern.

2.3.1 Symptome und Formen

Psychologen unterscheiden verschiedene Formen der Dissoziation:

Dissoziative Amnesie: Das ist eine der bekannteren Formen der Dissoziation. Sie ist nicht mit normaler Vergesslichkeit vergleichbar, da bei dieser Form teilweise ganze Lebensabschnitte vergessen werden. Trotz der Amnesie kann das Trauma weiterhin das Leben stark einschränken, da sich die Betroffenen unterbewusst an das Erlebnis erinnern. In anderen Fällen können sich Unfallopfer später nicht mehr an den Unfall erinnern, obwohl sie die ganze Zeit bei Bewusstsein gewesen sind.

Dissoziative Identitätsstörung: Das ist die extreme Form der Dissoziation. Dabei spalten die Betroffenen ihre Persönlichkeiten ab, sodass diese stellvertretend das Trauma erleben. Es ist, als würden mehrere Persönlichkeiten in einem Körper leben. Sie können unterschiedliche Geschlechter haben, verschiedene Altersstufen und andere Namen. Sie können auch verschiedene Sprache sprechen und Geschmäcker und Vorlieben haben. Oft wissen diese Persönlichkeiten nichts voneinander.

Depersonalisations- und Derealisationssyndrom: Hierbei fühlen sich die Betroffenen falsch oder fremd – obwohl es der eigene Körper ist. Sie fühlen sich nicht mehr vertraut und zu Hause.

2.4 Woran Sie ein Trauma erkennen

Über ein Trauma zu sprechen, das erfordert sehr viel Mut und Stärke. Denn wenn Sie darüber reden, kann es passieren, dass Sie das Trauma erneut durchleben, weshalb es sehr viel Mut erfordert, über das Trauma zu sprechen. Doch es gibt andere Wege, sich über Ihr Trauma bewusst zu werden.

Der sicherste Weg ist die Diagnose eines erfahrenen Psychiaters. Bevor Sie einen Termin bei einem Psychiater machen oder aufgrund der Wartezeiten sich selbst eine Meinung bilden möchten, können Sie selbstverständlich selbst nach bestimmten Anzeichen schauen, um mehr Klarheit zu bekommen.

2.4.1 Die PTBS

Die posttraumatische Belastungsstörung kann sofort nach dem Erlebnis, aber auch verzögert Monate danach auftreten. Im Schnitt erkranken rund 25 % der Patienten an einer PTBS, nachdem sie ein traumatisierendes Ereignis durchlebt haben. Wenn Sie das Gefühl haben, Sie leiden selbst unter einer PTBS, können Sie auf drei Kriterien achten!

Vermeidung von bestimmten Orten und Situationen

Nach einem schlimmen Ereignis meiden sehr viele Betroffene Orte oder Situationen, die sie an das Erlebnis erinnern. Das können schon Gerüche, Geräusche oder bestimmte Gefühle sein, die ausreichen, um einen Ort zu vermeiden. Dabei werden diese Orte vermieden, um Flashbacks oder Erinnerungen zu vermeiden. Obwohl der Ort nicht direkt etwas mit dem Erlebten zu tun hat, reicht alleine die Anwesenheit, um Angstsymptome wie Schwitzen, Panik und erhöhten Puls auszulösen. Dadurch wird das Leben stark eingeschränkt, weil immer mehr Orte und Situationen vermieden werden.

Flashbacks

Oft kommen Erinnerungen plötzlich zurück. Flashbacks sind sehr realistisch und anfallsartig, viele Betroffene können die Erinnerung nicht mehr von der Realität unterscheiden. Auch der Körper reagiert auf den Flashback mit Angst-, Panik- und Stresssymptomen. Gerade dadurch wird diese Erinnerung so realistisch für den Betroffenen. Flash-Backs werden durch sogenannte Trigger ausgelöst, welche zum Beispiel ähnliche Orte, Gerüche oder Geräusche sein können.

Langanhaltende Stresssymptome

Auf Dauer kann der Stress chronisch werden. Die Betroffenen spüren das durch einen anhaltenden Stresspegel, der sich durch einen hohen Puls, hohen Blutdruck, Schlaflosigkeit und Erschöpfung zeigt. Das Gehirn ist dabei dauerhaft überreizt und auf Alarmbereitschaft, wobei es auf fast jeden Reiz reagiert, der an das Trauma erinnert. Dadurch können die Betroffenen nicht loslassen und abschalten, sondern befinden sich dauerhaft in der Trauma-Situation.

Weitere Kriterien

Zusätzlich zu den drei Kriterien kommen weitere Nebenmerkmale, die auf eine PTBS hindeuten können. Diese könnten auf eine PTBS hinweisen, müssen aber nicht in jedem Fall auftreten.

Zu einen kann eine Störung der Affektregulation auftreten. Das bedeutet, dass die eigenen Gefühle und Emotionen nicht mehr kontrolliert werden können. Dadurch kann es zu Suizidgedanken, selbstverletzendem Verhalten oder Drogenmissbrauch kommen, da die Betroffenen auf diese Weise versuchen, ihre Gefühle zu regulieren.

Es können auch körperliche Symptome auftreten. Dies nennt man Somatisierung. Dabei leiden die Patienten unter körperlichen Beschwerden wie Kopfschmerzen, Übelkeit oder undefinierbaren Schmerzen, die keine körperliche Ursache haben.

Viele Patienten bemerken eine Veränderung in ihrer Persönlichkeit. Sie leiden unter Hoffnungslosigkeit, verlieren ihre Werte und ihre Lebensfreude und die Freude an ihren Hobbys.

2.4.2 Was bei der Traumaverarbeitung eine Rolle spielt

Nicht jeder Mensch verarbeitet ein Trauma auf dieselbe Art und Weise. Es gibt einige Faktoren, die dabei eine Rolle spielen können.

Zum einen spielt es eine tragende Rolle, wie belastend Sie das Trauma empfunden haben. Je belastender das Ereignis war, desto schlimmer kann es letztendlich werden.

- Haben Sie ein stabiles Netzwerk, das Sie unterstützt?
- Haben Sie Menschen, die für Sie da sind?
- Je sicherer Ihr Netzwerk ist, desto eher können Sie ein Trauma verarbeiten. Es spielt auch eine Rolle, in welcher seelischen Verfassung Sie vorher gewesen sind.
- Ging es Ihnen gut oder waren Sie eher labil?
- Waren Sie schon in einer Krise?

Waren Sie vorher seelisch stabil, ist es wahrscheinlicher, dass Sie das Trauma verarbeiten.

2.5 Was dem Glück im Weg steht

2.5 1 Die Opferrolle

Niemand ist gerne das Opfer. Überhaupt nicht. Dennoch haben sich manche Menschen so sehr in dieser Rolle eingefunden, dass Sie sich tatsächlich mit der Rolle des Opfers identifizieren. Denn wenn alle anderen Menschen immer ungerecht sind, wissen sie, wo ihr Platz ist. Und manchmal wissen sie gar nicht mehr, wer sie ohne diese Rolle sind. Damit möchte ich keinesfalls die Heftigkeit des traumatischen Erlebnisses herunterspielen, und niemand sollte so etwas erleben müssen, schon gar nicht ein Kind.

Doch heraus finde ich hier nur, wenn ich mich erhebe und mir klar mache, dass ich jetzt erwachsen bin und mein Leben aktiv in die Hand nehme. Dass ich jetzt wählen kann, welchen Menschen ich mich anvertraue.

Die Opferrolle bietet einige Vorteile. Opfer brauchen Schutz, Geborgenheit und viel Verständnis. Sie werden oft mit Samthandschuhen angefasst und haben einen Grund, schwach und verletzt zu sein. Meistens werden sie dazu noch für ihre Stärke bewundert, ihr schweres Schicksal irgendwie zu meistern. Und eines haben sie fast immer gemeinsam: Es ist immer jemand anderes Schuld.

Es gibt einige Gründe, in der Opferrolle zu bleiben. Ein besonders starker Grund ist der Wunsch nach Aufmerksamkeit, denn wenn man leidet, bekommt man Aufmerksamkeit seines Umfeldes.

Ein zweiter Grund ist die Erziehung. Wenn Sie schon als Kind hören, dass Sie es nicht anders verdient haben, als schlechtgemacht zu werden, glauben Sie es irgendwann und interpretieren jegliches ungerechte Verhalten als direkt gegen Sie gerichtet.

Wenn Ihr Chef, der Kunde oder deine Kollegen mal wieder schimpfen, denken Sie, dass es persönlich gegen Sie geht. Dass die Person einfach einen schlechten Tag hat oder Sie einfach zur falschen Zeit am falschen Ort waren, ist Ihnen nicht immer bewusst. Häufig beginnen wir nämlich, Dinge persönlich zu nehmen, die nicht unbedingt persönlich gemeint sind. Wir sind einfach so sehr daran gewöhnt, fertiggemacht zu werden, dass wir gar keine Idee davon haben, wie man eine Situation auch anders betrachten könnte.

Letztendlich hindert Sie die Opferrolle daran, glücklich zu werden. Zunächst müssen Sie sich der Opferrolle überhaupt bewusst werden. Sie können dafür die Situationen analysieren, in denen Sie sich belastet fühlen und sich fragen, was Sie alternativ Ihren Freunden geraten hätten. Vielleicht kommen Sie dann zu dem Schluss, dass Sie ihnen was ganz anderes gesagt hätten.

Es ist natürlich nicht leicht, rational und objektiv sein. Egal, wie viel Abstand Sie halten, Sie werden selten die Situationen unabhängig von Ihren eigenen Gefühlen betrachten können. Deshalb kann es helfen, die Situation aus der anderen Perspektive zu betrachten und zu schauen, was Sie besagter Freundin dazu sagen würden.

Eben kann es helfen, sich einzugestehen, dass die Opferrolle Sie verletzbarer macht. Denn Sie lassen es zu, dass andere Sie verletzen und Sie auf diese Weise schwächen. Anstatt also zuzulassen, dass man Ihnen wehtun kann, sollten Sie einfach glücklich sein. Denn letztendlich schadet die Opferrolle nur Ihnen selbst.

2.5.2 Mehrwert der Symptome

Viele Patienten leiden zusätzlich zu ihren psychischen Symptomen an körperlichen Beschwerden. Es ist häufig belastend, wenn zu den starken seelischen Symptomen somatische Beschwerden dazukommen. Doch diese Reaktion des Körpers hat einen bestimmten Grund.

Bestimmte Symptome haben zuerst einen Mehrwert für die Seele. Spüren Sie ein starkes Bedürfnis nach Mitleid, möchten Sie vielleicht nur in den Arm genommen und verstanden werden. Das bedeutet, dass die Psyche eigentlich etwas anderes braucht, als Ihnen vielleicht im ersten Moment bewusst ist. Vielleicht möchten Sie auch nicht bemitleidet werden und fühlen sich deswegen schlecht. Mitleid ist negativ bewertet. Es hat ein negatives Bild und es wird oft mit Schwäche assoziiert.

Dabei ist Mitleid ein ganz normales Bedürfnis. Es gibt Ihnen Bestätigung, die Sie manchmal dringend brauchen, und das Gefühl, verstanden und wahrgenommen zu werden. Bis zu einem gewissen Grad hilft es, über das Trauma hinwegzukommen, doch irgendwann steht es der Heilung im Weg, wenn Sie sich darin verrennen. Denn Mitleid ist nicht immer rational und es gibt Situationen, in denen Sie nicht in unseren negativen Gefühlen bestätigt werden sollten.

Der Wunsch nach Mitleid ist nichts Schlechtes, ganz im Gegenteil. Der Wunsch nach Mitleid zeigt, dass Sie sich wünschen, verstanden zu werden. Wenn Sie verstanden werden, wissen Sie, dass Ihre Gefühle richtig und angebracht sind.

Doch genau das kann Sie daran hindern, Ihre Gefühle rational zu hinterfragen. Je mehr Sie nach Mitleid streben, desto mehr verlieren Sie den Blick für die Situation und damit das Gefühl, wie Sie mit der Situation umgehen sollten. Aus diesem Grund kann es passieren, dass Sie sich dadurch in Ihrem Problem verlieren.

Wir möchten verstanden werden und wünschen uns Mitleid, oder sagen wir lieber, Mitgefühl, von anderen Menschen, weil wir dann eher spüren können, dass wir nicht falsch sind. Doch wir können genau so richtig sein, wie wir sind und uns dennoch verändern und entwickeln.

Neben seelischen Symptomen können Sie auch unter körperlichen Symptomen leiden. Viele Patienten leiden vor allem unter Schwindel und Migräne. Oft geht mit den körperlichen Beschwerden Wut und Frust einher. Denn gerade die somatischen Symptome können eine sehr starke zusätzliche Belastung sein. Es wird ein Teufelskreis aus Depressionen, Schmerzen, schlimmeren Depressionen und schlimmeren Schmerzen. Doch der Körper bezweckt damit vielleicht auch etwas anderes. Vielleicht möchte Ihr Körper Sie mit dem Schwindel und der Migräne ablenken und dazu zwingen, sich Ruhe zu gönnen. Tatsächlich können diese Symptome von der Krankheit ablenken.

Deshalb sollten Sie sich selbst analysieren: Suchen Sie nach Triggerfaktoren, welche die Symptome wie Schwindel und Migräne auslösen und dabei nach Entspannungstechniken, welche die Anfälle reduzieren sollten.

Ein weiterer Punkt ist, dass Migräne und andere Erkrankungen dieser Art anerkannt sind, im Gegensatz zu psychischen Erkrankungen. Sie können offen sagen, dass Sie unter Migräneanfällen leiden und die meisten werden Sie verstehen. Bei psychischen Krankheiten ernten Sie meistens Unverständnis. Einerseits können die körperlichen Beschwerden ablenken, andererseits können Sie als Alternative herhalten, wenn Sie nicht wissen, wie Sie Ihre Erkrankung nach außen kommunizieren sollen.

2.5.3 Warum unser Körper nichts vergisst

Der Körper ist darauf ausgelegt, zu überleben. Und dazu gehört es, Traumatisches nicht erneut erleben zu wollen. Um das zu erreichen, hat er mehrere Techniken entwickelt, die Sie daran hindern könnten, gesund zu werden.

Der Körper vergisst nichts. Ganz im Gegenteil, er speichert traumatische Erlebnisse nicht nur im Kopf, sondern indirekt auch im Körper ab. Deshalb leiden wir unter Flashbacks, posttraumatischen Belastungsstörungen und Panikattacken.

Wie schon beschrieben, speichert das Gehirn normale Erlebnisse im Gedächtnisspeicher ab, sodass Sie diese zeitlich und räumlich orientiert wiedergeben können.

Ein Trauma wird vom Gehirn aufgespalten und in verschiedenen Bereichen des Gehirns gespeichert. Dadurch verlieren Sie manchmal den Bezug zum Erlebten und Gerüche, Geräusche oder Bilder können diese Erinnerung wie Trigger wieder hervorholen. Dadurch möchte der Körper Sie davor schützen, dasselbe noch einmal zu erleben.

Leider hindert dieser Schutzmechanismus Sie daran, gesund und frei zu sein, da er uns immer wieder in das Trauma zurückwirft und Sie so nicht frei leben können.

2.5.4 Unbewusste Glaubenssätze

Unbewusste Gedanken, die einen weiterhin belasten, wird jeder kennen. Gedanken, die Sie schlechtreden und die Sie nur sehr schlecht abstellen können.

Schon Sigmund Freud beschäftigte sich mit dem Unbewussten, er fürchtete sich sogar vor dem unbewussten Teil des Menschen. Das Unterbewusstsein saugt wie ein Schwamm alle Eindrücke auf und verarbeitet sie auf seine eigene Art und Weise. Dabei manifestieren sich Gedanken, die einen wie eine innere Stimme immer wieder schlechtreden. Über 80.000 Gedanken denken wir pro Tag – davon sind uns 90 % nicht bewusst!

In vielen Fällen sind das gar nicht Ihre eigenen Gedanken, sondern wurden Ihnen im Laufe des Lebens auferlegt. Es wurde Ihnen eingeredet und Sie haben diese negativen Gedanken irgendwann übernommen.

Viele andere Gedanken entsprechen unseren Erfahrungen. Haben Sie oft die Erfahrung gemacht, dass Ihre Mitmenschen nicht zufrieden mit Ihnen sind, übernehmen Sie diesen Gedanken eher.

Der erste Schritt ist, dass Sie die negativen Glaubenssätze erkennen. Dafür gibt es ein paar Hinweise, ob es sich bei den Gedanken um diese negativen Glaubenssätze handelt:

Verallgemeinerungen: Denken Sie oft allgemein negativ? Zum Beispiel: *„Alle Arbeitgeber sind gemein." „Alle Männer betrügen mich."*

Dann schauen Sie, in welchen Lebensbereichen Sie unzufrieden sind. Nehmen Sie mal das Beispiel „Job und Beruf". Sie sind in Ihrem Beruf unzufrieden. Wie denken Sie also darüber?

„Ich werde keinen guten Beruf bekommen." „Ich habe einen guten Job nicht verdient." „Ich kann nichts, was wichtig ist."

Vermutlich haben Sie diese Gedanken davon abgehalten, eine Fortbildung zu machen, sich auf höhere Positionen zu bewerben oder sogar eine neue Ausbildung zu machen. Andere Glaubenssätze halten uns von erfüllenden Beziehungen ab: *„Immer bekomme ich nur Narzissten.", „Die guten Männer sind vergeben." „Ich bin nicht schön genug."* ...

Unser Unterbewusstsein bzw. unser Gehirn wird leider immer nach Beweisen suchen, warum das stimmt, was wir denken. Also alles, was ich glaube, versuche ich mir immer und immer wieder zu beweisen – wir filtern die Informationen unserer Umgebung. Würden wir ALLES um uns herum wahrnehmen, würden wir verrückt werden. Daher haben wir eine eingebaute Filterfunktion und nur die wichtigen Dinge werden durchgelassen. Wer entscheidet, was wichtig ist? Unsere Gedanken.

Deshalb sollten Sie, wenn Sie ebenfalls zu derartigen Gedanken neigen, sich klar machen, dass das anerzogene Gedanken sind, die nicht wahr sind. Viele Gedanken entspringen Erlebnissen, der Werbung, der Erziehung. Schauen Sie, in welchen Lebensbereichen Sie unglücklich sind und was dazu für Gedanken aufkommen. Sind sie wirklich wahr? Oder steckt da doch eine fremde Stimme hinter?

„Ich habe es verdient, einen guten Job zu bekommen." „Ich bin gut genug, beruflich aufzusteigen." Dann sehen Sie sich aus einer anderen Perspektive und Sie werden sehen, dass Sie wirklich so gut sind, wie Sie sein möchten.

2.5.5 Schutzstrategien

Im Laufe der Zeit lernen wir, unsere Psyche zu schützen. Dabei entwickelt unsere Psyche Schutzstrategien. Das innere Kind tut das ebenfalls. Dabei kann es passieren, dass Ihnen irgendwann genau diese Schutzstrategien im Weg stehen.

Einige Schutzstrategien sind:

Perfektion:

Der Glaubenssatz: *„Ich bin nicht gut genug."*

Also kompensieren Sie Ihr fehlendes Selbstbewusstsein mit einem übertriebenen Perfektionsanspruch an sich selbst. Perfektionisten sind sich selbst nie gut genug, für jeden Fehler geben Sie sich selbst die Schuld. Auf diese Weise möchten Sie Ihr Schattenkind beschützen, denn wer keine Fehler macht, wird nicht kritisiert. Der erste Schritt war es, sich selbst zu erlauben, auch mal Fehler zu machen.

Überanpassung:

Der Glaubenssatz: *„Ich darf mich nicht beschweren."*

Sie schlucken in der Regel alles Negative herunter und beschweren sich nie. Egal, ob Sie wieder mal zu viel gearbeitet oder ich sich über jemanden geärgert haben. Sie sagen nie etwas, haben sogar noch mehr gearbeitet, um alle anderen zufriedenzustellen. Sie möchten damit Ihr Schattenkind (s. o.) beschützen, indem Sie sich bei allen beliebt machen. Leider vergessen Sie dabei Ihre Bedürfnisse und werden so zum Spielball für Kollegen und Familie. Ein wichtiger Schritt ist es, zu lernen, *„Nein"* zu sagen.

Misstrauen:

Der Glaubenssatz: *„Ich kann niemandem vertrauen."*

Misstrauen zeigt sich dadurch, dass Sie meistens das Schlechte von Ihrem Umfeld denken. Darin verbirgt sich in der Regel die Angst davor, verletzt zu werden. Sie erwarten, dass Ihnen jemand wehtut, und gehen bereits mit einer Erwartungshaltung voran.

Es gibt einige therapeutische und persönliche Ansätze, die einem auf dem Weg zur Heilung unterstützen. Diese Therapien bieten keine Heilung. Aber sie bieten eine Möglichkeit, sich selbst besser zu verstehen. Denn egal, wie gut diese Strategien sind, es gibt immer wieder Denkmuster, welche die Heilung behindern.

Kapitel 3

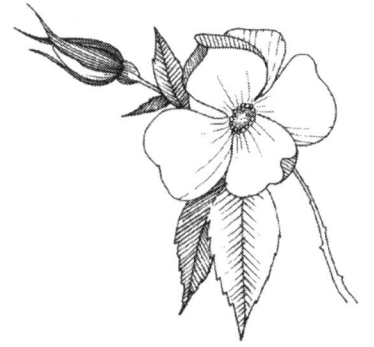

3.1. Wie Sie den richtigen Therapeuten finden

Einen guten Therapeuten zu finden, ist nicht einfach. Zum einen sind viele Therapeuten mit Patienten überfüllt, zum anderen ist es nicht leicht, zu unterscheiden, wer welche Ausbildung gemacht hat. Denn es gibt inzwischen einige Wege, eine Zulassung als Therapeut zu bekommen.

3.1.1 Therapeuten und Titel – Wer macht was?

Seit 1999 darf sich nur derjenige Therapeut nennen, der eine staatliche Anerkennung als Therapeut hat. Das muss entweder ein ärztlicher Psychotherapeut oder psychologischer Therapeut sein.

Dazu gibt es aber noch weitere Bezeichnungen und Berufsausbildungen. Dabei gibt es drei Arten von Psychotherapeuten:

- Ärztlicher Psychotherapeut
- Psychologischer Psychotherapeut
- Andere Psychotherapeuten

Ärztliche und psychologische Therapeuten müssen für ihre Anerkennung Medizin oder Psychologie studiert haben, sowie eine therapeutische Zusatzausbildung abgeschlossen haben. Die dauert mehrere Jahre.

Psychiater haben nicht zwangsläufig eine psychotherapeutische Ausbildung. Psychiater sind in erster Linie auf die Diagnose und medikamentöse Behandlung spezialisiert.

Zu der dritten Gruppe gehören zum Beispiel Heilpraktiker mit psychotherapeutischer Zusatzausbildung. Aber auch Sozialarbeiter und Pädagogen können unter bestimmten Voraussetzungen diese Ausbildung absolvieren.

3.1.2 Welche ist die richtige Behandlungsmethode?

Es gibt sehr viele verschiedene Behandlungsmethoden. Für die bessere Übersicht werden sie in fünf Hauptgruppen unterteilt:

- Psychoanalytische Therapien
- Verhaltenstherapien
- Familientherapien und systematische Therapien
- Humanistische Therapien
- Transpersonale Therapien

Viele Therapeuten arbeiten auch methodenübergreifend, das heißt, sie kombinieren verschiedene Therapiemethoden. Das kann von Vorteil sein, da jeder Patient eigene Bedürfnisse und Ziele hat. Denn nicht jede Methode ist für jeden geeignet. Daher ist es unabdingbar, dass die Therapie auf den Patienten abgestimmt wird und vorher geklärt wird, was der Patient braucht.

Ebenso ist es sehr wichtig, dass Sie ein gutes Gefühl mit Ihrem Therapeuten haben. Nur wenn Sie sich wohlfühlen, kann die Therapie erfolgreich sein. Daher sollten Sie auf jeden Fall mindestens ein Vorgespräch wahrnehmen, um den Therapeuten kennenzulernen.

Achten Sie daher auf Folgendes:

- Ist die Stimme sympathisch?
- Nimmt sich der Therapeut Zeit für Sie?
- Was ist der Schwerpunkt seiner Arbeit? Welche Ausbildung hat er abgeschlossen?
- Hat er Erfahrung mit Ihrer Erkrankung/Ihrem Trauma?
- Hat der Therapeut Erwartungen an Sie? Lässt er Ihnen genügend Zeit?
- Wie lange soll die Therapie dauern?
- Geht der Therapeut gut mit Ihnen um? Fühlen Sie sich respektiert? Haben Sie das Gefühl, dass er auf Sie eingeht?

Geben Sie sich mindestens 10 bis 20 Stunden Zeit. Stellen Sie in dieser Zeit keine Besserung fest, ist der Therapeut vielleicht nicht der Richtige für Sie.

3.2 Der klassische Weg aus dem Trauma

Wenn Sie beschließen, das Trauma hinter sich zu lassen und es liebevoll zu heilen, gibt es verschiedene Möglichkeiten, was Sie selbst tun können. Sabines Grund war: *„Ich wollte nicht mehr meiner Krankheit ergeben sein, die mir die Freude an meinem Leben nahm und mich durch meine Ängste mehr und mehr Zuhause einsperrte. Natürlich wusste ich, dass meine Seele nicht grundlos „krank" geworden ist, sondern dass sie auf diese Weise versuchte, zu überleben."*

Depressionen zeigen Ihnen, dass Sie müde sind. Durch die Freudlosigkeit möchte sie, dass Sie nicht mehr von Gefühlen übermannt werden und durch die Erschöpfung zeigt sie Ihnen, dass es alles zu viel geworden ist. Durch die Angst möchte sie verhindern, dass Sie sich in Situationen begeben, die Ihnen gefährlich werden können. Dadurch, dass Sie nicht über Ihr Trauma sprechen können, möchte sie Ihnen helfen, nicht wieder mit dem Trauma konfrontiert zu werden.

Im Endeffekt hat es Ihre Psyche nur gut mit Ihnen gemeint. Sie hat alles gegeben, damit Sie nicht an Ihrem Trauma zerbrechen. Doch irgendwann kommt der Punkt, an dem Sie Hilfe brauchen, denn wir sind, was uns selbst angeht, häufig betriebsblind.

3.2.1 Psychoanalyse mit begleiteter Retraumatisierung

Die Psychoanalyse verfolgt das Ziel, mit dem Therapeuten zusammen alte Traumata aufzudecken und zu analysieren. Sie basiert auf dem psychologischen Konzept von *Sigmund Freud*.

Freud gilt als der Urvater der Psychoanalyse. Für ihn bestehen wir aus drei Instanzen, dem Es (Trieb), dem Ich (Verbindung zur Realität) und dem Über-Ich (moralische Instanz). Dazu kommt die Libido, die entscheidend für die psychische Energie sei. Für Freud entstanden psychische Erkrankungen durch eine Störung der frühkindlichen Libido-Entwicklung, die stellvertretend für ein Problem aus der Kindheit entsteht. Dabei wendet der Psychotherapeut verschiedene Techniken an, eine davon ist die sogenannte freie Assoziation.

Dabei soll der Patient alles auszusprechen, was ihm durch den Kopf geht. Zuerst ist es etwas merkwürdig. Sie fangen an, sagen „Wolken", weil Sie gerade nach draußen geschaut haben. Es folgen weitere Begriffe: Regen. Kälte. Erkältung. Schmerzen. Krank sein. Traurigkeit. Auch wenn diese Worte scheinbar wahllos ausgesprochen werden, geben sie dem Therapeuten einen Hinweis auf das, was in Ihrem Unterbewusstsein vorgeht. Zusammen mit Ihrer Stimme, Ihrem Ausdruck, wird der Therapeut irgendwann ein Muster erkennen können.

Durch die Aufarbeitung der Traumata kann es zu einer Retraumatisierung kommen, wodurch der Patient sein Trauma erneut erlebt. So grausam sich die Retraumatisierung anfühlt, kann sie auch unglaublich hilfreich sein. Hier sagt man: Man kann nichts heilen, was im Verborgenen liegt.

3.2.2 Verhaltenstherapeutische Ansätze

Die Verhaltenstherapie ist eine Therapiemethode, um die Krankheit durch das Erlernen bestimmter Verhaltensweisen zu behandeln. Sie basiert darauf, dass problematische Verhaltensmuster erlernt wurden, die wieder durchbrochen werden müssen. Mit Verhalten ist allerdings nicht nur Sichtbares gemeint, sondern auch erlernte Gedanken und Gefühle.

Dabei verfolgt es den Ansatz „Hilfe zur Selbsthilfe" und nutzt dabei verschiedene Ansätze.

Nach der Verhaltenstherapie basieren psychische Störungen auf fehlerhaft erlerntem Verhalten, die sich den äußeren Umständen angepasst haben. Das Ziel ist es, diese Verhaltensweisen zu ändern.

3.2.3 Kognitive Verhaltenstherapie

Die kognitive Verhaltenstherapie basiert auf der Erkenntnis, dass Gedanken einen großen Einfluss auf unser Verhalten haben. So kann ein extremer Perfektionismus uns in Essstörungen, Depressionen und Zwangsstörungen treiben. Bei dieser Therapieform geht es darum, diese Gedanken zu hinterfragen und zu durchbrechen.

3.2.4 Operante Verfahren

Bei diesem Verfahren sollen die Patienten erlerntes Verhalten wieder verlernen. Manchmal ist es Vermeidungsverhalten und die Angewohnheit, Dinge zu verdrängen, die Angst machen oder uns überfordern. Bei diesem Verfahren geht es darum, sein Verhalten mit Hilfe positiver Konsequenzen zu ändern. Heißt, wenn ich lerne, mich meinen Sorgen zu stellen, erfahre ich eine positive Resonanz und keine negative. Andere positive Konsequenzen können Lob, Zuwendung oder Anerkennung sein.

Zu Beginn der Therapie versucht der Therapeut herauszufinden, welche Verhaltensweisen auf welchen Erfahrungen basieren und definiert anschließend die Ziele. Um das Verhalten schließlich zu ändern, gibt es mehrere Ansätze:

Beim **Shaping** nähert sich der Patient nach und nach dem gewünschten Verhalten. Hierbei kommt die positive Verstärkung zum Einsatz, das heißt, der Patient wird für sein Verhalten belohnt.

Beim **Chaining** werden einzelne, schon vorhandene Verhaltensweisen wie eine Kette verbunden.

Beim **Prompting** wird das Verhalten durch Aufforderung und Hilfestellung gelenkt.

Beim **Fading Out** reduziert der Therapeut nach und nach die Hilfestellungen, sodass der Patient immer mehr auf sich allein gestellt ist.

3.2.5 Positive Verstärkung

Die positive Verstärkung funktioniert durchs Belohnen. Bekommen Sie eine gute Rückmeldung für das, was Sie tun, fühlen Sie sich gut und machen so weiter.

Die positive Verstärkung kann aber auch negatives Verhalten fördern. Erhalten Magersüchtige in der Anfangszeit Lob für ihre Gewichtsabnahme, spornt sie das an, immer weiter zu machen, bis sie so tief in die Magersucht gerutscht sind, dass sie allein nicht mehr herauskommen. Diesen Mechanismus nutzten auch die Therapeuten. Sie belohnten die Patienten, wenn sie essen, und bestärkten sie darin.

3.2.6 Negative Verstärkung

Das Gegenteil der positiven Verstärkung ist die negative Verstärkung. Sie funktioniert durch negative Reize, welche ein Verhalten unterbinden sollen. Bei dieser Beschreibung denken wir meistens an die Bestrafung, doch das Bestrafen im bekannten Sinne ist meistens nicht das Ziel dieser Therapieform.

Andersherum kann die negative Verstärkung auch dadurch funktionieren, indem die negativen Reize entfernt werden. Im Alltag bedeutet es zum Beispiel, dass uns von bestimmten Lebensmitteln immer schlecht wird. Essen wir sie nicht mehr, wird uns auch nicht mehr schlecht. Wir haben den negativen Reiz (hier die Übelkeit) entfernt.

Negative Verstärkung ist eine Verhaltensweise bei Phobien. Haben wir Angst, vermeiden wir die Situationen, die uns Angst machen.

Kapitel 4

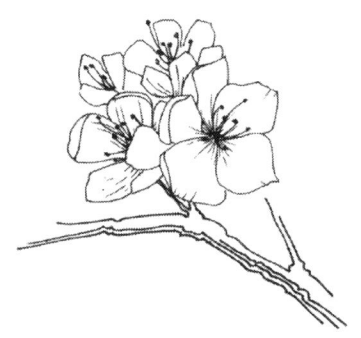

4.1 Methoden und Übungen

Ein Trauma zu bewältigen ist ein komplexer Prozess. Zunächst natürlich muss es Ihnen bewusst werden, dass Sie ein traumatisches Erlebnis hatten. Das Bearbeiten schwerer Traumata gehört in **professionelle Begleitung**, doch auch als Patient oder allein, nach einer Therapie, können Sie einiges tun, um den Prozess ‚haltbarer' zu machen und ihn zu unterstützen. Ihr Arzt oder Therapeut kann Sie ohnehin immer nur insoweit unterstützen, wie Sie selbst bereit sind, die Arbeit zu machen und nach innen zu sehen. Daher finden sich in diesem Buch, in Kapitel 5, auch zahlreiche **Selbsthilfe-Übungen.**

Je nach Schwere und Tiefe eines Traumas, kann man schon mit einem Seminar, einem Buch, einem Online-Kurs und/oder kleineren Übungen viel bewirken. Hier ist in erster Linie Geduld gefragt. Wie sanft, geduldig und aber auch ehrlich können Sie sich selbst gegenüber sein? Letztlich hängt viel der Bewältigung davon ab, wie sehr Sie schon bereit sind, in Ihr Inneres zu blicken, sich zu fragen, wie es Ihnen wirklich geht, um zu erkennen, was Sie wirklich brauchen, damit es Ihnen besser geht.

In diesem Kapitel stellen wir Ihnen Übungen vor, die zur Selbsthilfe dienen **können**, aber auch Übungen bzw. Methoden, die in einer Therapie angeboten werden und mit einem Therapeuten in Begleitung durchgeführt werden.

Nicht für jede Situation ist alles geeignet und selbstverständlich haben wir alle unterschiedliche Bedürfnisse und Zustände. Daher kann man nicht von der einen Methode sprechen, die erfolgreich ist. Es gibt nicht das eine, das hilft.

Ebenso hängt, sollten Sie eine therapeutische Begleitung suchen, viel vom Therapeuten ab oder besser gesagt von Ihrer Beziehung miteinander. Es ist oft wichtiger, wie gut das Vertrauensverhältnis zwischen Ihnen und dem Therapeuten ist, als dass die Therapieform den Ausschlag geben würde. Ist Ihnen der Therapeut sympathisch? Vertrauen Sie ihm?

4.2 Die Arbeit mit dem inneren Kind

Sie kennen das sicher auch. Etwas ärgert Sie und Sie reagieren trotzig, wütend und ungehalten. Hinterher fragen Sie sich, warum Sie eigentlich so reagiert haben, weil das eigentlich gar nicht Ihre Art ist. In diesen Momenten hat Ihr inneres Kind reagiert. Jeder von uns trägt einen kindlichen Teil in sich und manchmal gewinnt er für einen Moment die Kontrolle.

4.2.1 Das Kind in Ihnen

Bei Kindern sind die kognitiven Fähigkeiten wie Logik, Vernunft und Problemlösung nicht ausgereift. In dieser Phase nimmt es vor allem sich und seine Bedürfnisse wahr und kann nicht zwischen seinen und den Bedürfnissen der anderen differenzieren. Das ist in diesem Alter wichtig, denn das Kind kann sich in der Regel nicht selbst um seine Bedürfnisse wie Hunger, Angst, Liebe oder Einsamkeit kümmern, sondern ist davon abhängig, dass sich andere darum kümmern. Werden diese Bedürfnisse nicht erfüllt, reagiert es mit Wut, Angst oder Schreien.

Das regelt die Amygdala, die wie vorher schon beschrieben für unsere Gefühle zuständig ist. Die Prozesse, die ihm Stammhirn ablaufen, sind überlebenswichtig und laufen meistens automatisch ab. Sie aktivieren den Sympathikus und wir werden wütend und laut. Dieses Verhalten können wir nur schwer steuern.

Im extremen Fällen, wenn das Bedürfnis nicht befriedigt wird, wird der Parasympathikus aktiv und wir werden apathisch, sind sozusagen ausgeliefert. Das ist ebenfalls überlebenswichtig. Zum Beispiel sorgt diese Reaktion dafür, dass wir bei Überfällen oder bei schlimmer Gewalt einfach nur noch ertragen und uns nicht mehr wehren. Dies ist auch ein Schutzmechanismus.

In der kindlichen Entwicklung lernt das Kind und speichert

Erfahrungen ab. Ein Kind, welches sich einsam fühlt, weil die Mutter das Zimmer verlässt, weiß nicht, dass die Mutter nur kurz rausgeht und gleich wiederkommt. Da das Kind kein Zeitgefühl hat, gerät es in Panik. Wird das Kind dann getröstet, bauen sich die Stresshormone wieder ab und das Kind lernt, dass Mama nicht zwangsläufig ganz weg ist, wenn sie mal nicht zu sehen ist. Bleibt die Mama allerdings lange weg, speichert das Kind diese panische Angst ab. Sobald die Mama weg ist, gerät es sofort wieder in Panik. Selbst wenn wir schlimme Erfahrungen verdrängen, reagiert das Gehirn weiterhin auf ähnliche Reize.

Da diese Verhaltensweisen und Reaktionen im Gehirn fest gespeichert sind, kann es vorkommen, dass wir manchmal ungehalten oder „kindisch" reagieren. Selbst wenn wir uns vornehmen, beim nächsten Streit mit dem Partner ruhig zu bleiben und sachlich zu diskutieren, reagieren wir in der Situation wieder verletzt und werden laut.

Allerdings sind wir dem nicht ausgeliefert, denn es gibt Möglichkeiten, aktiv mit dem inneren Kind zu arbeiten.

In jedem von uns stecken drei Instanzen: Ein trauriges Kind, das Kind, das glücklich ist und der Erwachsene. Das traurige Kind *(das Schattenkind[6], wie man auch sagt)* steht für die traumatischen Erlebnisse in der Kindheit, das glückliche Kind *(hier wird auch von dem Sonnenkind gesprochen)* für die guten Erfahrungen und der Erwachsene sind wir.

Das Schattenkind fasst unsere negativen Gedanken zusammen.

Das Sonnenkind steht für die guten Kindheitserinnerungen und vereint die Fähigkeiten für ein gutes Selbstwertgefühl.

---

[6] Thomese, Pf. *Schattenkind.* Berlin Verlag (2004); Stahl, St. *Das Kind in dir muss Heimat finden.* Kailash 2015.

4.2.2 Das Kind in sich heilen

Ein Therapieansatz ist es, das innere Kind anzunehmen und mit ihm zu arbeiten. Dabei wird versucht herauszufinden, was das innere Kind fühlt und was es verletzt hat. Dazu sollte man verstehen, welche Grundbedürfnisse das Kind hat:

- **Bindung:** Jeder Säugling braucht körperliche Nähe. Versuche haben gezeigt, dass Babys, die nur gesäugt, aber nicht gekuschelt werden, denen man keine Aufmerksamkeit schenkt, trotz ausreichend Nahrung sterben. Dementsprechend sind Bindung und körperliche Nähe mitunter das Wichtigste, was ein Kind braucht. Fehlt dem Kind diese Bindung, kann es schwere psychische Traumata entwickeln.
- **Autonomie:** Ein Kind möchte die Welt entdecken und erforschen. Wird das Kind aus Sorge zu stark behütet oder durch Vernachlässigung eingesperrt, werden die Kinder unselbstständig und unsicher.
- **Lustbefriedigung:** Im Laufe der Zeit lernen Kinder, ihre Lustbefriedigung zu regulieren. Sie lernen also, dass es nicht schlimm ist, wenn nicht immer gleich alle Bedürfnisse erfüllt werden. Gerät das Verhältnis zwischen Lustbefriedigung und Nichterfüllung aus dem Gleichgewicht, indem die Bedürfnisse fast gar nicht mehr erfüllt werden, kann es eine sehr große Frustration entwickeln oder anfangen, seine Bedürfnisse auch gewaltsam einzufordern. Umgekehrt kann es verlernen, seine Gelüste zu bremsen, und eine gestörte Frustrationstoleranz entwickeln.

- **Anerkennung:** Wir streben alle irgendwie nach Anerkennung. Auch Kinder möchten für das, was sie tun, Anerkennung erhalten. Das beginnt schon damit, dass die Mutter ihr Baby zum Beispiel anlächelt und ihm zeigt, dass sie sich über das Baby freut. Forscher nennen das „gespiegeltes Selbstwertempfinden". Erleben Kinder allerdings keine Anerkennung, schädigt das auf Dauer ihrem Selbstwertgefühl, da sie nicht lernen, dass das, was sie tun, gut ist.

KINDER HABEN SPEZIELLE BEDÜRFNISSE, DIE ERFÜLLT WERDEN SOLLTEN, EBENSO UNSERE INNEREN KINDER.

4.2.3 Selbstregulation für das innere Kind

In manchen Situationen braucht das innere Kind Hilfe. Wenn es sich nicht selbst beruhigen kann, müssen Sie dem Kind helfen, sich wieder zu entspannen und ruhiger zu werden.

Selbstregulation hilft Ihnen, besser mit Stress und negativen Reizen umzugehen. Dadurch verbessern wir unsere soziale Interaktion. Haben Sie eine gute Selbstregulationsfähigkeit, fühlen Sie sich wohler in Ihrer Haut, da Sie sich und Ihr Trauma besser kontrollieren können.

EINE GUTE SELBSTREGULATION HILFT BEI DER GEFÜHLSSTEUERUNG.

Durch eine schlechte Selbstregulation sind wir reaktiver und sind unseren Emotionen eher ausgeliefert. Daher ist eine gute Selbstregulation vor allem im Alltag wichtig, wenn Sie mit vielen Menschen interagieren. Gerade im Alltag lauern viele Konflikte und Stresssituationen. Können wir uns nicht selbst aktiv herunterfahren, stehen wir unter dauerhafter innerer Anspannung. Haben wir sogar unser Körpergefühl verloren, merken wir gar nicht sofort, dass wir gerade unter Druck stehen und können nicht rechtzeitig reagieren.

Selbstregulation ist die Fähigkeit des Nervensystems, mit Stress umzugehen. Dabei springt das Nervensystem in einer Notsituation auf den Überlebensmodus um. Das ist eine wichtige Fähigkeit, um zu überleben.

In manchen Fällen reguliert sich das Nervensystem nicht mehr selbst, sondern bleibt in diesen Zustand. Daher kann es passieren, dass wir selbst bei alltäglichem Stress heftig reagieren. Besonders Kinder sind gefährdet, durch frühe Traumatisierung ihre Fähigkeit zur Selbstregulation zu verlieren.

Es gibt einige Wege, sich innerlich zu regulieren.

1. Nehmen Sie sich Zeit. Machen Sie eine Pause und konzentrieren Sie sich auf das, was in Ihnen los ist. Wenn möglich, gehen Sie kurz raus an die frische Luft oder in einen ruhigen Raum. Versuchen Sie es vielleicht mit einer Atemübung. Haben Sie nicht die Möglichkeit, sich kurz zu entfernen, bestimmen Sie einen Zeitpunkt. Zum Beispiel: In 15 Minuten, wenn das Meeting beendet ist, gehe ich an die frische Luft und nehme mir 5 Minuten Zeit.

2. Analysieren Sie das Problem. Schauen Sie, was Sie brauchen. Brauchen Sie eine Pause, haben Sie Hunger oder ist es Ihnen zu laut geworden? Gibt es einen Bedürfniskonflikt?

3. Suchen Sie nun eine Lösung. Probieren Sie Interventionen aus und schauen Sie, was Ihnen hilft. Das können Pausen sein, Rückzug an einen sicheren Ort oder Atemübungen. Der sichere Ort kann im Innen oder auch im Außen vorhanden sein.

4. Klopfen Sie. Sie finden in diesem Buch im nächsten Kapitel eine Übung zum Klopfen. Dies hilft als SOS-Übung.

5. In den Arm nehmen. Sich selbst in den Arm zu nehmen, wenn niemand anderes da ist, kann sehr beruhigend wirken. Legen Sie die rechte Hand auf die linke Schulter und umgekehrt. Halten Sie sich, Sie können sich auch leicht wiegen. Auch das Streicheln der Arme ist beruhigend. Gleichzeitig ist das Überkreuzen der Arme gut, um die Gehirnhälften wieder zu verbinden. Sie können auch leicht mit den Handflächen auf die Oberarme klopfen, langsam und im Wechsel – rechts, links, rechts, links – wie auf einer Trommel.

6. Klopfen mit der Handfläche. Klopfen Sie Ihren gesamten Körper von oben bis unten ab. Nehmen Sie dazu die Handflächen. Den Brustbereich und das Gesicht klopfen Sie mit den Fingerspitzen. So wird Ihre Energie wieder fließen.

4.3 Focusing nach Eugene Gendlin

Focusing beschreibt eine Technik der Psychotherapie, die unbewusstes Erleben sichtbar und fassbar machen soll. Es ist eine Selbsthilfetechnik. Hierbei geht man davon aus, dass die Erlebnisse zuerst im Körper gespeichert werden, bevor sie nach und nach ins Bewusstsein hervordringen. Daher steht beim Focusing das Erleben des Körpers im Fokus. Das Prinzip entstand in den frühen 1960er-Jahren. Der Schüler von *Carl Rogers, Eugene Gendlin,* entwickelte an der Universität Chicago diese Therapieform. Dazu verglich er erfolgreiche mit weniger erfolgreichen Therapieverläufen. Dabei fand er heraus, dass der Erfolg nicht vom Therapeuten, sondern viel mehr vom Patienten abhängig war. In seiner Untersuchung stellte er fest, dass die Patienten, deren Therapie erfolgreich war, anders sprachen. Sie sprachen im Laufe der Sitzung immer langsamer, suchten länger nach Worten und sprachen mehr über ihr Empfinden. Dabei kam es zu einem inneren Suchprozess, um auszudrücken, wie sie sich innerlich fühlten.

Gendlin schloss daraus, dass die Patienten eine Beziehung zu ihrem Erlebten aufbauten. Zudem überlegte er, ob die Patienten, die das nicht von selbst taten, genau dies erlernen konnten. Somit schuf er das Focusing. Zuerst begann das Focusing in sechs aufeinanderfolgenden und strikt abgegrenzten Schritten. Diese wurden als Übung angewandt. Inzwischen hat sich das **Focusing als Selbsthilfemethode** etabliert und wird von verschiedenen Therapeuten angewendet. Während der Therapiesitzungen fragt der Therapeut den Patienten immer wieder, was der Patient in diesem Moment spürt. Der Patient soll sagen, was in seinem Körper fühlt, während er über sein Erleben spricht. Dazu soll der Patient nach innen fühlen und einen Moment innehalten.

4.3.1 Der Felt Sense

Die Erfahrung, bewusst zu spüren, was schon lange da war, bezeichnet *Gendlin* als **Felt Sense.** Das ist bis dahin die wahrgenommene, aber noch nicht eingeordnete Resonanz. Das bedeutet, dass der Patient zwar schon in sich gespürt hat, die Gefühle aber noch nicht einordnen kann.

In der Neurobiologie wird „*Felt Sense*" auch als *Hintergrund-Emotionen* bezeichnet. Zu allem, was Sie erleben, entstehen diese Hintergrund-Emotionen, die beim Focusing wieder hervorgeholt werden sollen. Wichtig ist dabei, dass beim Felt Sense genau das nicht klar in Worte gefasst oder beschrieben werden kann. Der Felt Sense ist nur vage spürbar und kaum zu begreifen.

4.3.2 Die 6 Schritte

Die **6 Schritte des Focusings,** die Gendlin beschreibt, sind keine starre Anleitung, die zwingend eingehalten werden muss. Sie gelten eher als didaktische Einheiten, die das Focusing erleichtern sollen.

1. Zuerst spüren Sie in sich hinein. Sie richten Ihre Aufmerksamkeit auf sich selbst und beobachten, was Sie wahrnehmen. Nun stellt der Therapeut Fragen und Sie nehmen sich selbst bewusst war. Sie spüren, wie Ihr Körper auf die Frage des Therapeuten reagiert.

    Das können Unwohlsein, Angst oder Trauer sein. Sie sollen nun im Geist diese Probleme vor sich hinstellen, damit Sie diese im Blick haben. Fragen Sie sich selbst nun: *„Wie ginge es mir, wenn diese Probleme gelöst wären?"*

    Spüren Sie nun, wie Ihr Körper darauf reagiert, antworten Sie aber nicht sofort. Wichtig ist, dass Sie erst einmal nur wahrnehmen, wie Sie reagieren.

2. Widmen Sie sich dem Felt Sense. Spüren Sie sich nach Aufforderung des Therapeuten in sich hinein und nehmen Sie wahr, was Sie fühlen. Sprechen Sie nicht sofort darüber, sondern warten Sie etwa 10 bis 30 Sekunden. Zu schnelle Antworten kommen eher aus dem Kopf und weniger aus dem Bauch.

3. Lassen Sie Symbole aus dem Felt Sense entstehen. Sprechen Sie aus, welche Bilder zu dem passen, was Sie fühlen.

4. Vergleichen Sie den Begriff und den Felt Sense und gehen Sie immer hin und her. Prüfen Sie dabei, ob beide zueinander passen *(Resonating)*. Dabei kann es sein, dass sich entweder der Begriff oder der Felt Sense verändert.

5. Im Laufe der Zeit nähern sich die beiden Begriffe immer weiter an (Content Mutation).

6. In diesem Schritt erläutern Sie Ihre Gefühle, wenn Sie sich selbst bestimmte Fragen stellen. Das praktizieren Sie so lange, bis Sie das Gefühl haben, die für Sie richtige Antwort gefunden zu haben.

7. Im letzten Schritt analysieren Sie, was Sie dabei gelernt haben und was sich für Sie geändert hat[7].

---

[7] Werner Eberwein, Dipl. Psych., 2011: *Was ist Focusing?*

4.4 Somatic Experiencing

Auch dieses Prinzip ist ein körperbezogener Ansatz der Traumatherapie. Der Traumaforscher und -therapeut *Dr. Peter A. Levine* entwickelte dieses Konzept, mit dessen Hilfe Patienten Schocktraumata behandeln und überwinden sollen.

Ebenso kann es bei Bindungs- und Entwicklungstraumata helfen. Bei dieser Therapieform soll sich das Nervensystem wieder selbst regenerieren und der Körper die entsprechenden Symptome überwinden.

Laut Dr. Levine entsteht ein Trauma nicht nur durch das Ereignis, sondern vor allem durch die körperliche Reaktion auf das Trauma.

Wie Sie jetzt wissen, reagiert das menschliche Gehirn auf Traumata nach einem bestimmten Schema. Dabei lässt das Gehirn drei Optionen: Flucht, Kampf oder Totenstarre. Die Gefahr ist erst dann vorbei, wenn das Adrenalin wieder abflaut.

SOMATIC EXPERIENCING SUCHT NACH
KÖRPERLICHEN REAKTIONEN UND EMOTIONEN.

Wie beim Focusing ist hier der Ansatz, die körperlichen Reaktionen, Impulse und Emotionen zu finden. Dabei ist es wichtig, dass der Körper diese langsam loslässt, wodurch das Trauma langsam aufgearbeitet wird.

Letztendlich wird das Trauma auf diese Weise im Körper neu positioniert. Das Körpergefühl wandelt sich zu mehr Sicherheit.

Wichtig ist, dass Sie das Trauma nicht als Krankheit oder Störung sehen, sondern als eine normale Reaktion des Körpers. Sehen Sie sich also nicht selbst als krank an. Das ist wichtig, um ein gutes Verhältnis zu Ihrem Trauma zu bekommen. Betrachten Sie sich selbst als einen gesunden Menschen mit allen Möglichkeiten.

Ebenso müssen Sie das Trauma hier nicht erneut durchleben. Diese Therapie sieht keine Retraumatisierung vor. Sie bleiben in der Gegenwart und sprechen von außen über Ihre Erlebnisse. In den Sitzungen werden alte Ressourcen aktiviert, Ihr Körper nachgespürt. Ebenso werden in der Sitzung Überlebensenergien gelöst und freigesetzt. Sie lernen zu verstehen, warum Sie diese Symptome haben und wie diese mit dem Körper zusammenhängen.

Im letzten Schritt lernen Sie, sich nicht mehr unterbewusst auf das Trauma zu konzentrieren, und merken, wie sich Ihr Körper regeneriert.

4.5 Eye Movement Desensitization and Reprocessing

Diese Therapieform wurde von der Amerikanerin *Dr. Francine Shapiro* beschrieben und etabliert. EMDR heißt *Eye Movement Desensitization and Reprocessing* – übersetzt bedeutet EMDR *Desensibilisierung und Verarbeitung von Augenbewegung*. Dabei spricht der Patient über sein Trauma, während er mit den Augen bestimmten Bewegungen folgt. Der Therapeut bewegt vor dem Patienten zwei Finger hin und her, denen die Augen folgen müssen, ohne dass der Kopf bewegt wird. Das Gehirn wird zu einer komplexeren, ganzheitlicheren Aktivität angeregt und die Erlebnisse, an die der Klient in dem Moment denkt, anders verarbeitet. Die Gefühle werden so verarbeitet, wie dies normalerweise im Schlaf geschehen würde. Kurz gesagt: Gefühle, die negativ sind, können so verarbeitet werden und das schlechte Gefühl gemindert werden.

Dabei sollen die eigenen Selbstheilungskräfte aktiviert werden und die belastenden Erinnerungen verarbeitet werden. Das Erlebte wird neu sortiert, hier mit schnellen Augenbewegungen. Ich war in meiner Ausbildung selbst erstaunt, was alles möglich ist – nur leider kann man dies nicht gut allein durchführen.

Angewendet wird EMDR mittlerweile bei posttraumatischen Belastungsstörungen, starker Trauer nach Verlusten, Depressionen, Angsterkrankungen oder chronischen Schmerzen[8].

---

[8] Ärzteblatt 2013: *Eye Movement Desensitization and Reprocessing (EMDR): Eine ungewöhnliche Form der Psychotherapie*

4.6 Ego-State-Therapie

4.6.1 Was ist die Ego-State-Therapie?

Diese Therapieform basiert auf der Annahme, dass die Psyche aller Menschen aus verschiedenen Persönlichkeitsanteilen besteht. Diese werden Ego States genannt. Der Therapeut arbeitet dabei mit dem Anteil zusammen, der in diesem Moment am meisten Unterstützung braucht. Jeder dieser Ego States hat eigene Gefühle, Bedürfnisse und Denkweisen, die ihn beeinflussen.

Dieser Ansatz steht im Zusammenhang mit Sigmund Freuds Theorie, dass eine Persönlichkeit aus drei Teilen besteht: Dem ES, dem ICH und dem Über-Ich. Der Psychoanalytiker *Paul Federn* sagt dagegen, dass die Persönlichkeit aus vielen verschiedenen Teilen besteht und nannte diese *Ego States*.

4.6.2 Entstehung der Ego States

Laut *Federn* werden wir nicht mit ihnen geboren, sondern sie bilden sich, indem wir unsere Handlungen immer wieder wiederholen. Denn wiederholen Sie immer wieder Ihre Handlungen, bilden sich im Gehirn neue Nervenbahnen, diese werden größer und größer, wie eine gut befahrende Autobahn. Diese Nervenbahn verbindet das Gehirn wiederum mit Emotionen, Gefühlen und Erfahrungen. Wird das Kind dafür gelobt, wenn es beim Tisch decken hilft, wird es das immer wieder tun, ganz automatisch.

Das wird bei der Therapie genutzt: Es sollen wieder die Ich-Zustände gefunden werden, hinter denen sich Schmerz, Traumata und Wut verstecken. Werden diese aufgedeckt, haben Sie so die Chance, darüber zu reden und sich davon zu befreien.

Durch die Therapie soll die Kommunikation zwischen den Ego States verbessert werden. Der Patient lernt diese dabei besser kennen und verstehen und lernt, die Ressourcen der Ego States zu nutzen.

4.6.3 Die vier Ego-State-Typen

Jeder der vier Ich-Zustände hat einen Typen:

Normal, geschwächt, Retro- oder Konfliktego.

Der **geschwächte Typ** hat ein Trauma oder eine Zurückweisung erlebt und ist damit der verletzliche Teil der Psyche. Er ist dafür verantwortlich, wenn wir in Ausnahmesituationen überreagieren und dieses nicht kontrollieren können. Sie führen auch zu Sucht und Zwang und geraten außer Kontrolle.

Die **Retro-States** sind noch immer in der Vergangenheit gefangen und halten an ihrem alten, gelernten Verhalten fest. Meistens haben sie gelernt, dass Wut in Notsituationen hilft und reagieren deswegen wütend und unkontrolliert.

Der **Konflikt-Zustand** beschreibt Ich-Zustände, die gegeneinander arbeiten und sich gegenseitig hassen. Sie sind sich uneinig und stehen im Konflikt zueinander. Wichtig ist es, dass diese Ich-Zustände lernen, miteinander zu arbeiten und sich nicht gegenseitig im Weg zu stehen.

Der **normale Zustand** ist dagegen gesund und in keinem der anderen Zustände gefangen.[9]

---

[9] Eva Pollani: *Ego State Therapie*

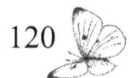

Kapitel 5

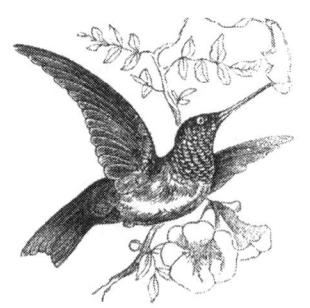

5.1 Übungen zur Selbsthilfe

"Ein menschliches Wesen ist Teil einer Ganzheit, die wir Universum nennen; es ist ein Teil, der in Zeit und Raum begrenzt ist. Es erlebt sich selbst, seine Gedanken und Gefühle als etwas Getrenntes vom Rest, eine Art optische Täuschung des Bewusstseins.

Diese Täuschung ist wie ein Gefängnis für uns. Sie beschränkt uns auf unsere persönlichen Wünsche und Zuneigung für einige uns nahestehenden Personen.

Es muss unser Ziel sein, uns aus dem Gefängnis zu befreien, indem wir unseren Kreis des Mitgefühls ausweiten, um alle lebenden Kreaturen und die Gesamtheit der Natur in ihrer Schönheit zu umarmen."[10]

(Albert Einstein)

Wenn ein Trauma beziehungsweise ein traumatisches Erlebnis dafür gesorgt hat, dass wir Wunden und Narben davongetragen haben, die uns den Kontakt mit uns selbst verwehren, dann ist es wichtig, wieder unsere Ganzheit zu finden, um zu heilen. Schon das Wort heilen oder heile werden zeigt, dass es um etwas geht, das wieder zusammengesetzt und ganz werden muss. Auch beim Arzt wurde früher die Frage gestellt: *„Was fehlt Ihnen denn?"* Dies zeigt, dass etwas zerbrochen ist und verloren ging. Die Frage ist, wie wir den verlorenen Teil finden, um ihn wieder ‚einsetzen' zu können und uns mit ihm zu verbinden.

Um in diese Ganzheit kommen zu können, ist es wichtig, dass Sie sich vollkommen spüren können. *C. G. Jung,* Schweizer Psychiater und der Begründer der analytischen Psychologie vertrat die Meinung, dass

---

[10] Albert Einstein, New York Times from March 29, 1972, Page 1

Meditation als östliche Tradition besonders geeignet sei, um wieder ‚heil' zu werden.

Selbstverständlich ist die Dissoziation ein Schutz und in den Situationen, die uns traumatisiert haben, hat sie dazu gedient, überleben zu können. Doch es ist später, da ja eigentlich keine Gefahr mehr droht, ein Zustand, der das Leben erschwert. Arbeitsabläufe, bestimmte Gerüche, Farben, Stimmen, Schlüsselreize, alles könnte triggern und so den dissoziativen Zustand, in dem wir verschwinden wollen, auslösen. Es war gefährlich, Ihre Gefühle zu spüren, daher muss diese Fähigkeit ganz neu erlernt werden. Es ist wichtig, sich jederzeit klar zu machen, dass man jetzt, hier der Erwachsene ist, der sich schützen kann, der Nein sagen kann, der sich wehren kann. Das war als Kind vielleicht nicht möglich und man läuft aufgrund der Speicherung im Gehirn schnell Gefahr, wieder in das hilflose Kind-Ich zu rutschen. Daher ist Üben wichtig.

Es ist sinnvoll zu üben, **im Hier und Jetzt zu bleiben** oder sich zurückzuholen, in dem man sich erdet und „da" bleibt. Übungen, die helfen, aus der Dissoziation herauszukommen bzw. auch wieder mehr bei sich selbst anzukommen, stelle ich in diesem Kapitel vor. Machen Sie nicht zu viel auf einmal, sondern seien Sie sanft zu sich und machen Sie sich klar, dass Rom auch nicht an einem Tag erbaut wurde. Liebevoll zu sein ist essenziell, denn durch die traumatischen Erlebnisse sind wir ohnehin schon verletzt und brauchen Verständnis und Sicherheit.

Einige Übungen sind konkret dazu gedacht, um wieder mehr den Körper zu spüren, andere Übungen dienen dazu, Erlebnisse, Menschen oder Erinnerungen loslassen zu können.

Natürlich schaffen Sie es wahrscheinlich nicht beim ersten Mal üben, dass dieser Zustand haltbar ist. Es ist wichtig, Übungen häufig zu wiederholen, damit wie beim Schuhe zubinden oder Autofahren dieser Automatismus entsteht, den das Gehirn durch die neuronalen Netzwerke erschafft. Das geht (leider) nur, wenn man häufig wiederholt.

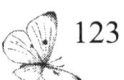

Dazu muss gesagt werden, dass man hier ganz fein unterscheiden muss. Sich bewusst in eine Distanz bringen zu können, sich aus einer Situation zu entfernen, ganz aktiv und ganz bewusst, das ist etwas anderes als zu dissoziieren.

Beim Dissoziieren verschwinde ich, beim Distanzieren begebe ich mich mit vollem Bewusstsein aus der Situation heraus, bewege mich in der Vogelperspektive, um mich nicht triggern zu lassen. Diese Meta-Ebene ist immer dann als sinnvoll zu erachten, wenn Flashbacks oder Intrusionen alte Erlebnisse erwachen lassen. Hier muss man fein unterscheiden, denn das Ablenken von einem Trigger ist kein Verdrängen, sondern ein Betrachten. Hier wird man sich bewusst, dass man im Hier und Jetzt nicht wieder hilflos ist, sondern sich an einem anderen Ort, in einer anderen Zeit befindet. Dafür gibt es Techniken, die etwas komplexer sind als reine Ablenkung.

Zur Ablenkung bietet sich an, sich sportlich zu betätigen oder alles, was mit Ihrem Alltag zu tun haben könnte. Besuchen Sie Freunde, telefonieren Sie, gehen Sie um den Block, gehen Sie schwimmen. Tun Sie alles, was Sie aus der Situation herausbringt. Das Distanzieren ist eher eine reflektorische Übung.

Denken Sie auch daran, dass Sie präventiv etwas tun können. Hatten Sie einen Unfall bei Glatteis, so wie es mir mit Anfang 20 mit meinem ersten Freund widerfahren war, können Sie z. B. beim ADAC ein Fahrtraining buchen, um mehr Sicherheit zu erlangen. Hätte ich damals etwas aktiv getan, hätte ich nicht jahrelang Probleme gehabt, im Winter in ein Auto zu steigen. So gibt es für viele traumatische Erlebnisse Möglichkeiten, sich selbst mehr Sicherheit zu verordnen. Auch ein soziales Netzwerk zu schaffen, sich Übungen aufzuschreiben, bei den Krankenkassen nach Kursen und Unterstützung zu fragen sind aktive Präventionen, die Sie selbst initiieren können.

1.1 Erste Hilfe – SOS

Vorweg biete ich Ihnen generelle Erste-Hilfe-Tipps an, damit Sie im Notfall direkt handeln können. Oft geraten wir in Situationen, die wir als überfrachtend empfinden, wir fühlen uns handlungsunfähig oder reagieren in einer Art und Weise, wie sie nicht adäquat ist. Hier handelt es sich meist um einen Flashback.

Geraten Sie in so eine Situation, gibt es ein hier die Erste Hilfe:

Change: Begeben Sie sich am besten sofort aus der Situation heraus. Verlassen Sie den Ort, wenn Sie im Zimmer sind, gehen Sie vor die Tür, und wechseln Sie vor allem auch das Thema. Wenn Sie das Gefühl haben, wieder in das Trauma gerissen zu werden, ändern Sie Ihre Position. Stehen Sie auf, wenn Sie sitzen oder umgekehrt, verlassen Sie den Ort und beschäftigen Sie sich mit etwas anderem. Sind Sie nicht allein, verlassen Sie z. B. den Raum oder wechseln das Gesprächsthema.

Gerüche: Etwas Angenehmes riechen. Das lenkt vom Trigger ab und gibt Ihnen ein gutes Gefühl. Sie könnten sich für Notfälle ein Fläschchen mit schönem Öl in die Tasche stecken und dies auch mit angenehmen Gefühlen verankern.

Machen Sie sich bewusst, dass es ein Flashback und nicht real ist. Sagen Sie sich immer wieder, welcher Tag und welches Datum ist, damit Sie sich bewusst werden, dass Sie im Hier und Jetzt sind.

1. 2 Die 5-4-3-2-1-Methode

Die Übung ist vor allem bei Flashbacks bewährt. Sie ist eine gute Übung zur Selbsthilfe bei Flashbacks und unkontrollierten Erinnerungen.

1. Gehen Sie in Ruhe umher. Es ist dabei nicht wichtig, ob Sie sich zuhause oder woanders befinden. Konzentrieren Sie sich dabei auf fünf Dinge, die sich direkt in Ihrer Nähe befinden und die Sie sehen können. Gehen Sie diese Dinge im Kopf durch. Als Nächstes konzentrieren Sie sich auf fünf Dinge, die Sie hören können. Das kann der Fernseher, ein Auto, ein Vogel oder das Summen des Kühlschranks sein. Als Letztes fokussieren Sie sich auf Dinge, die Sie spüren können. Gehen Sie alles in Gedanken durch.
2. Nun zählen Sie innerlich vier Dinge auf, die Sie hören können und dann vier Dinge, die Sie spüren können.
3. Machen Sie weiter, indem Sie drei Dinge in Ihrer Umgebung aufzählen, die Sie sehen können und dann Dinge, die Sie fühlen können.
4. Führen Sie das Zählen nun mit zwei Dingen fort, die Sie sehen, dann die Sie hören und zum Schluss Dinge, die Sie spüren können.
5. Zum Schluss benennen Sie eine Sache, die hören können, dann eine, die Sie fühlen können.
6. Spüren Sie danach Ihre Umgebung mit geschlossenen Augen. So erden Sie sich selbst und konzentrieren sich auf die Gegenwart.

2 Klopfen oder Tapping

Die Technik, die ich Ihnen hier vorstellen möchte, nennt sich *Klopfakkupressur* beziehungsweise *EFT* oder auch *Tappen*. Sie kommt aus einem Abzweig der Psychologie, nämlich aus der energetischen Psychologie und wurde von Gary H. Craig[11] erfunden. Sie basiert auf dem Meridiansystem aus der traditionellen chinesischen Medizin. Das Energiesystem, sagt Craig, hat Einfluss auf unsere Körperfunktion.

Wenn wir etwas Negatives fühlen, dann ist unser Energiesystem gestört, wir sind nicht mehr im Gleichgewicht. Sonst würde ja Stress nicht Symptome wie Übersäuerung hervorrufen können. Mit dem Klopfen auf die entsprechenden Meridiane werden die Belastungen wie Stress verringert oder verschwinden sogar. Seit 2012 ist diese Form des Klopfens von der APA[12] wissenschaftlich anerkannt.

Das wirklich Tolle ist, dass Sie diese Form der Akupunktur, da sie keine Nadeln braucht, selbst anwenden können. Und zwar überall – denn es wird niemandem auffallen, wenn Sie ein paar Pünktchen auf Ihrem Körper klopfen. Egal ob Sie Flugangst haben oder in der U-Bahn gestresst sind oder in Ihrem Büro Panik schieben: Sie können überall unauffällig klopfen.

Man sagt, dass hier auch die Ursachen behoben werden und nicht nur an den Symptomen behandelt wird, wie es bei den anderen Techniken oft der Fall ist.

Das Tapping oder Klopfen funktioniert so, dass Sie sich auf die negativen Gedanken oder Gefühle konzentrieren, die Ihnen zu schaffen machen. Währenddessen klopfen Sie mit den Fingerspitzen auf die entsprechenden Punkte am Körper. Das Nervensystem beruhigt sich und die Balance wird im Körper wiederhergestellt.

Ganz einfach lassen sich Blockaden so auflösen, sagen die Klopf-Experten – probieren Sie es einfach einmal aus, Sie können ja nur

---

[11] https://www.emofree.com
[12] eine Vereinigung von Psychologen in den USA

gewinnen. Hier bekommen Sie einen Auszug, wie es funktioniert. Beachten Sie bitte wieder, dass es Themen gibt, die in die Hände eines erfahrenen Arztes, Therapeuten oder Coaches gehören und welche Sie nicht selbst behandeln sollten. Bei schweren Beschwerden sollten Sie immer den Rat eines Experten suchen.

ABLAUF

1. Problemsatz formulieren

Überlegen Sie bitte zunächst, was die Angst ist – sagen Sie deutlich, worum es geht, was stört oder um welches Gefühl es geht. Wichtig ist, dass Sie das Problem bzw. das Gefühl dazu fühlen können!

Zum Beispiel:

„Ich schaffe es nicht, eine gesunde Beziehung zu führen …"

„Ich habe Angst, verlassen zu werden …"

2. Skalieren

Überlegen Sie, wie stark der Stress ist, den das Problem bereitet – z. B. auf einer Skala von 1 - 10, damit Sie später sehen können, wie viel besser es dann ist.

3. Einstimmungssatz

Formulieren Sie einen Satz, einen sogenannten Einstimmungssatz, der mit *"Auch wenn ..."* beginnt. Dies dient dazu, keinen Widerstand hervorzurufen.

Zum Beispiel:

„Auch wenn ich Angst habe, verlassen zu werden ..."

Und jetzt kommt der zweite Teil des Satzes – nämlich ein positives Statement:

"... liebe und akzeptiere ich mich so, wie ich bin."

Den Problemsatz bitte immer mit „Auch wenn ..." beginnen – bzw. können Sie den Satz in der Reihenfolge beliebig umstellen.

Also: *„Ich liebe und akzeptiere mich so wie ich bin, auch wenn ich Angst habe, zu versagen."*

4. Vor dem Start

Bevor es richtig losgeht, werden wir 3 x diesen langen Satz sagen und währenddessen auf die Handkante klopfen.

Achtung:

Jeder Therapeut oder Berater handhabt es in der Reihenfolge ein wenig anders – was das Ergebnis nicht schmälert. Zunächst also wie gesagt der **Einstimmungspunkt,** oben auf der Hand zwischen den Mittelhandknochen. Dann kommt die Handkante.

5. Weiter geht es mit den Fingern

- kleiner Finger
- Mittelfinger
- Zeigefinger
- Daumen

Sie werden am Nagelfalz geklopft, also seitlich am Nagel. Wenn Sie den Daumen der Hand Richtung Ihres Gesichtes zeigen lassen, dann klopfen Sie die Seite des Nagels, die zu Ihnen nach oben zeigt. Es genügt eine Hand, Sie können die linke Hand mit dem rechten Zeigefinger klopfen.

6. Um die Augen herum

- Nasenwurzel, zwischen den Brauen (drittes Auge)
- außen an der Augenbraue, das Ende
- unter dem Auge, Jochbogen

7. Mund / Kinn

- unter der Nase (Grübchen)
- unteres Grübchen, unter dem Mund

8. Oberkörper

Hier klopfen Sie mit der flachen Hand auf den Selbstakzeptanz-Punkt, der sich unter dem Schlüsselbein befindet. Dann seitlich am Körper, die untere Kante der Rippen bzw. oberes Drittel des Brustbeins. Zum Abschluss noch oben auf dem Kopf in Richtung Hinterkopf, wo der Haarwirbel sich befindet. Wenn Sie möchten, können Sie auch mit dem Kopf beginnen.

Die Meridianpunkte kann man ca. 6 – 20 x durchklopfen, also jeden Punkt so oft klopfen. Am besten mit zwei Fingern – den Fingerspitzen.

Welche Seite Sie nehmen, ist im Grunde nicht so wichtig. Sie sprechen dabei *Ihren Satz bzw. eine kurze Version* davon, die ersten zwei Worte zum Beispiel, also in diesem Fall *"diese Angst"* sagen. Denn Sie sollten beim Klopfen das Gefühl präsent haben.

Nochmal: Während des Klopfens bei jedem Punkt sprechen Sie den Satz oder die Abkürzung immer wieder.

Am Ende: Atmen, spüren – und schauen Sie, wo Sie jetzt auf der Skala von 1 - 10 sind. Optimalerweise ist nach einigen Durchgängen das Gefühl verschwunden.

3 Schütteln Sie sich

Schütteln eignet sich, wenn Sie sich so über Gefühle aufregen, dass Sie nicht stillsitzen können.

Schütteln Sie sich, indem Sie sich hüftbreit hinstellen. Es sollte genügend Platz um Sie herum sein, sodass Sie auch die Arme von sich werfen können. Am besten stehen Sie barfuß oder auf einem rutschfesten Untergrund.

Beginnen Sie langsam, indem Sie mit lockeren Knien beginnen, die Arme, den Po, den Oberkörper auszulockern. Sie schütteln dann den ganzen Körper aus, bis in die Hände und Füße.

Dies ist eine tolle Möglichkeit, Gefühle loszulassen. Trauer, vor allem Wut, Verzweiflung, schütteln Sie sich richtig durch, um die Gefühle zu spüren und zu lösen.

Diese Gefühle lösen Stress aus, der sich am besten durch Bewegung herauslösen lässt. Schütteln Sie sich wirklich von oben bis unten durch, vor allem im Becken. Sie dürfen sich bewegen, tanzen, hüpfen.

Das Gefühl darf aus jeder Pore, aus jeder Zelle herausgeschüttelt werden. Wer ganz mutig ist, macht dazu Geräusche und stellt sich bei jedem Ausatmen vor, wie etwas mehr davon den Körper verlässt.

4 Nein-Sagen lernen

Wenn wir zu oft Ja sagen, obwohl wir Nein sagen wollten, dann fühlen wir häufig nicht mehr, was wir tatsächlich wollen. Es fällt uns z. B. schwer herauszufinden, ob wir wirklich helfen möchten – viele sagen dann: *„Ich höre meine innere Stimme nicht mehr."*

Wissen Sie, was Sie wollen? Können Sie fühlen, wo und wie ein Ja und ein Nein in Ihrem Körper sich anfühlen? Hilfreich ist es, den Körper bei Entscheidungen miteinzubeziehen. Wo fühlten Sie es beim letzten Mal, als Sie eine Entscheidung trafen und: War die Entscheidung in Ihrem Sinne? Menschen, denen daran gelegen ist, ein Ja aus uns herauszubekommen, werden versuchen, uns ein wenig zu manipulieren. Nicht selten werden wir emotional erpresst, und das schon als Kinder. Wir werden nur liebgehabt, wenn ... Unser Verhalten und auch die Art, wie wir mit anderen Menschen sprechen, sind erlernt, von unserem Betreuungspersonal bzw. unseren Eltern antrainiert.

Zeit nehmen: Wir re-agieren statt zu aktiv zu agieren. Nehmen Sie sich daher immer ausreichend Zeit und spüren Sie in sich hinein. Ängste vor Konflikten, Angst verlassen zu werden, Angst, nicht gut genug zu sein: Diese Ängste sollten nicht Ihr Leben bestimmten. Übernehmen Sie bewusst Verantwortung für Ihre Entscheidungen und lernen Sie einige Tricks, damit Sie nicht überrumpelt werden.

Alternativen anzubieten ist eine gute Wahl, wenn man noch nicht so weit ist, etwas komplett abzulehnen, z. B. einem anderen Menschen zu helfen. Bieten Sie Alternativen an: *„Es gibt einen ganz sehr günstigen Dienst für Steuerhilfe, ich gebe Dir die Adresse."* Oder: *„Bei XY gibt es dafür ein ganz tolles Programm."* Oder vielleicht auch: *„Ich mache Dir gern einen moderaten Preis, sodass Du mich regulär buchen kannst."*

Wertschätzen holt Sie aus der Rechtfertigung, indem Sie z. B. sagen: „Es ist toll, dass Du mich fragst." Oder: „Ich weiß zu schätzen, dass Du mich für so kompetent hältst."

Zu den eigenen Bedürfnissen stehen: Beschließen Sie lieber, sich nicht mehr zu rechtfertigen, zu sich zu stehen und **ehrlich** zu sein, zu sich und zu anderen Menschen.

Gefühle und Werte, die Ihnen wichtig sind, dürfen Sie klar zum Ausdruck bringen: „Ich möchte an den Wochenenden gern ausspannen." Oder: „Arbeit und Freundschaft möchte ich lieber trennen."

Damit Sie sich alles besser merken können, können Sie sich am INA-Modell von *Peter Buchenau*[13] entlanghangeln.

I Interesse haben

N Nein sagen

A Alternativen zeigen

Sie hören sich erst einmal an, was der andere möchte und zeigen Wertschätzung. Dann kommt das Nein. Sie können auch verlauten lassen, dass Sie durchaus verstehen, dass der andere in einer großen Herausforderung steckt, also Stress hat. Dass er es allein unmöglich schaffen kann. Dass er dringend Hilfe braucht. Da er so bedürftig ist, können Sie Ihre Anteilnahme unterstreichen, indem Sie ein oder zwei Lösungen vorschlagen, die Alternativen.

---

[13] Nein gewinnt! Warum Ja-Sager verlieren. Springer Gabler; 1. Aufl. 2015 Edition (7. August 2015)

5 Rituale zum Loslassen

Übungen zum Loslassen.

Wir Menschen funktionieren alle unterschiedlich und manchen hilft es, sich im Inneren etwas vorzustellen, dass das Loslassen „bezeugt".

Dazu muss ich noch erwähnen, dass Sie erst loslassen können, was Sie sehen und annehmen. Letztlich bedeutet, etwas loszulassen, damit in Frieden zu kommen. Es ist auch eine Entscheidung.

Schreiben Sie alles auf, was Sie loswerden wollen. Vielleicht ist es eine spezielle Situation oder ein Gefühl.

Es können auch Glaubenssätze sein, die Ihnen im Weg stehen und die Sie blockieren. Schreiben Sie sie auf und danach zerreißen Sie den Zettel.

Wir können Situationen besser loslassen, wenn wir in die Handlung kommen. Dabei können Rituale sehr schön helfen. Das ist für die Menschen unter uns, die gern ein bisschen spiritueller arbeiten oder denen die Arbeit mit Symbolen liegt. Dem ein oder anderen sind solche Rituale vielleicht unangenehm oder überflüssig, doch es muss ja auch nicht sein. Es kann Halt geben und für unser System ein Zeichen sein, dass jetzt wirklich eine Veränderung eintritt.

Man kann sie ausgiebig gestalten oder kurzhalten, wichtig ist das **intensive Gefühl** dabei, diese eine Sache jetzt tatsächlich abzuschließen.

Hier ein Überblick über einige Möglichkeiten und Impulse:

- Eine Flaschenpost mit Abschiedsbrief versenden/verschiffen.
- Ein Papierschiff bauen und auf ein Gewässer setzen.
- Das, was wegdarf, auf einen Zettel schreiben und diesen verbrennen, in den Wind streuen.
- Den Zettel mit den Wünschen vergraben.
- Etwas symbolisch in die Hand nehmen und fallenlassen.
- Eine Schnur halten und diese dann durchschneiden.
- Einen Stein beschriften und diesen in ein tiefes Wasser fallen lassen.

RITUALE GEBEN UNS SICHERHEIT.

Gestalten Sie das Ritual so, wie es für Sie gut ist. Vielleicht sind Sie ein romantischer Mensch, der sich Zeit nehmen möchte, die Situation auszukosten und feierlich zu gestalten. Düfte und Kerzen können ein schönes Ambiente herstellen, das dieses Vorhaben unterstreicht und unterstützt.

6 Sich mit dem Körper verbinden

Das Körperbewusstsein zu trainieren hilft dabei, sich und die eigenen Gefühle wieder zu spüren und zu integrieren.

Was gefährlich war, weil die Erlebnisse schrecklich und schmerzhaft waren, ist jetzt wichtig, um sich selbst vertrauen zu können, um schöne Beziehungen pflegen zu können und für die Lebensfreude und den Selbstausdruck.

Die Übungen für den Körper helfen Ihnen, sich mit sich zu verbinden. Sie bekommen ein besseres Gespür dafür, was Ihnen wirklich guttut, was Sie mögen.

So können viel aktiver werden im Umgang mit sich selbst, sich selbst ermächtigen und wieder mehr Selbstvertrauen etablieren. Das holt Sie aus dem Status des Opfers heraus. Experimentieren Sie auch ein wenig – alles ist ein Schritt zu mehr Gefühl und Freiheit.

Die folgenden Körperübungen dienen auch dazu, aus einer Dissoziation herauszufinden, denn Achtsamkeit hat das Potenzial, Dissoziationen zu unterbinden oder zu stoppen.

Je langsamer Sie in Ihrem Verhalten werden, desto weniger wird die Dissoziation nach gewohntem Schema ablaufen. Denn dies geschieht ja zumeist einem unbewussten Zustand und vor allem mit Geschwindigkeit – sie überrumpelt uns.

DIE 7 ÜBUNGEN EIGNEN SICH DAZU,
AUF EINE WOCHE VERTEILT ZU WERDEN.

ÜBUNG 1: KÖRPERGEFÜHL

Achten Sie ein paar Tage ganz bewusst auf den Körper. Zuerst fangen wir mit dem tatsächlichen Körpergefühl an. Ab der nächsten Übung (morgen?) geht es dann um die Sinneswahrnehmungen.

- Wie wachen Sie morgens auf?
- Wie fühlt sich die Bettdecke an, das Kissen?
- Wie ist die Luft im Zimmer?
- Wie fühlt sich der Fußboden an, wenn Sie morgens aufstehen?
- Spüren Sie Ihren Körper unter der Dusche.
- Wie fühlt sich das Handtuch beim Abtrocknen an?
- Wie fühlt sich die Haut an?
- Fühlen Sie Kälte oder Wärme?
- Sind Sie irgendwo verspannt?
- Ist der Körper weich, flexibel oder durchtrainiert?
- Wie sitzen oder stehen Sie am Tag? Breitbeinig, Beine übereinandergeschlagen?
- Wie gehen Sie, aufrecht oder eher zusammengesunken?

TUN SIE DINGE, DIE IHREM KÖRPER GUTTUN.

ÜBUNG 2: AUGEN

Achten Sie auf alles, was Sie sehen.

- im Schlafzimmer
- in der Küche
- Ihr Essen, Ihre Mahlzeiten
- beim Blick aus dem Fenster ...

Schauen Sie ganz bewusst. In der Mittagspause zum Beispiel: Sind Sie draußen, falls Sie arbeiten? Oder in einem Büroraum?

- Wie viele Farben sind an den Blättern an den Bäumen?
- Wie viele Farbnuancen hat Ihre Kleidung?
- Was erkennen Sie alles an Strukturen und Farben?
- Wie sehen die Häuser aus?
- Können Sie Schornsteine erkennen – rauchen sie?
- Wie sieht der Himmel heute aus?

Lassen Sie heute die Augen ganz intensiv alles betrachten, was Sie sehen.

NEHMEN SIE SICH AUSREICHEND ZEIT ALLES IN AUGENSCHEIN ZU NEHMEN. WELCHE FARBEN GEFALLEN IHNEN AM BESTEN?

ÜBUNG 3: OHREN

Es geht jetzt um die Ohren ... Fangen Sie schon morgens im Bett damit an.

- Wie hört sich die Welt da draußen vor dem Schlafzimmer an? Welche Geräusche hören Sie, wenn Sie über den Boden gehen?
- Lauschen Sie doch einmal ganz intensiv der Dusche.
- Welches Geräusch macht der Wasserhahn des Waschbeckens?
- Wie hört sich die Kaffeemaschine an.
- Die Besteckschublade?
- Zwitschern draußen Vögel?
- Rauscht die Heizung?
- Wie klappert die Tastatur des Rechners?
- Können Sie den Wind hören?

WELCHE GERÄUSCHE MÖGEN SIE, WAS BERUHIGT SIE?

ÜBUNG 4: GESCHMACK

Heute ist der Geschmack an der Reihe. Achten Sie intensiv auf alle Geschmäcker.

- Wie schmecken der Morgenkaffe oder der Tee.
- Das Frühstück – schmeckt es gut?
- Wie scharf ist eigentlich die Zahnpasta?
- Schmeckt das Mittagessen so, wie es aussieht?

Nehmen Sie jeden Bissen langsam zu sich, lassen ihn ein wenig auf der Zunge zergehen und nehmen Sie ganz bewusst wahr, welches Essen, welche Nahrung Sie sich hier zuführen.

ÜBUNG 5: RIECHEN

Die Nase ist heute gefragt, denn auch die anderen Sinne sind es wert, gefühlt zu werden. Machen Sie am besten nicht alles auf einmal. Nehmen Sie jeden Tag einen anderen Sinn vor, den Sie intensiv beobachten.

Heute dürfen Sie sich den Geruch vornehmen und direkt beim Aufwachen starten. Welche Gerüche gefallen Ihnen denn am besten? Welche haben Sie noch nie bewusst wahrgenommen?

- Wie riecht die Luft, die durch das Fenster hereinströmt?
- Wonach riecht das Duschgel?
- Wie riecht die Wäsche, wenn Sie sich morgens ankleiden?
- Können Sie den Kaffee am Morgen riechen? Was verbinden Sie damit?
- Das Auto – hat es einen Geruch?
- Was verändert sich, wenn Sie das Büro oder ein Geschäft betreten?
- Wonach duftet das Mittagessen?
- Wie riecht die Wohnung, wenn Sie den ganzen Tag unterwegs waren?

ÜBUNG 6: KÖRPERBEWEGUNG

Wenn Sie Lust haben, etwas Besonderes zu üben, dann probieren Sie doch eine Meditation beim Gehen. Ist vielleicht eine schöne Übung für das Wochenende? Hier geht es nicht darum, etwas Bestimmtes zu tun, sondern einfach entspannt auf die Füße zu achten. Sie können hierbei am besten barfuß laufen.

Sie beginnen erst im Stand, spüren sich, Ihre Beine, Füße und wie der Körper sich im Stehen fühlt.

Dann beginnen Sie mit langsamen Schritten geradeaus zu gehen, dabei fühlen Sie, wie der Fuß auf dem Boden aufsetzt.

Sie können mit dem Tempo spielen, einmal langsamer gehen, dann wieder schneller. Fangen Sie dann an, auf den Innenkanten der Füße zu gehen, dann auf den Außenkanten, auf der Hacke und auf den Fußballen. Immer abwechselnd. Achtung! Es kann etwas zwicken, aber es ist eine sehr wohltuende Fußmassage, die Sie erden wird.

Die Gefühle können den Körper beeinflussen und umgekehrt beeinflusst der Körper auch Ihre Gefühle.

Man kann mit körperlichen Übungen oder Massagen das Wohlbefinden verändern. Die Körpersprache kann das Erleben, das Gefühl verändern. Je nachdem z. B., wie gerade und aufrecht. Sie stehen, welche Pose/Haltung Sie einnehmen, werden Sie sich besser oder schlechter fühlen.

ÜBUNG 7: KÖRPERENTSPANNUNG DURCH EINEN BODY-SCAN

So können Sie ganzen Körper im Liegen erspüren:

Atmen Sie entspannt und mit Leichtigkeit, legen die Hände auf den Bauch und fühlen Sie, wie sich der Bauch hebt und senkt. Schließen Sie Ihre Augen sanft.

...

Spüren Sie Ihre Füße. Liegen sie auf der Unterlage? Fühlen Sie Fußsohlen, Zehen, Knöchel und gehen dann höher.

...

Die Waden, die Schenkel, die Knie – bis zu den Oberschenkeln. Spüren Sie die Oberseiten und Unterseite der Beine. Rechtes Bein, linkes Bein.

...

Spüren Sie ins Becken, in den Popo. Wie sind die Bereiche des Körpers zu spüren, was fällt auf?

...

Können Sie vielleicht den Atem hier hineinfließen lassen?

...

Atmen Sie so lange, bis alles Verkrampfen sich gelöst hat. Schauen Sie, ob Sie richtig locker liegen können und hier alles, was festhält, lösen können.

...

Gehen Sie weiter hoch zum Bauch. Achten Sie wieder auf Ihre Atmung. Wie fließt sie?

Nun ist der Rücken dran. Wie liegt er auf der Unterlage, wie fühlen sich unterer Rücken und Lendenwirbel an?

Gehen Sie einmal die Wirbelsäule hoch und spüren. Wie liegen Sie auf der Unterlage?

...

Spüren Sie dann weiter die Schulterblätter, die Schultern, sind sie angespannt? Dann lassen Sie los.

...

Die Arme und Hände wollen auch gespürt werden. Können Sie jeden einzelnen Finger spüren?

...

Lassen Sie sich bei allem Zeit, so viel Sie brauchen, bis Sie das Gefühl haben, Sie können den Körper ganz fühlen.

...

Auch vom Nacken gehen Sie weiter hoch zum Kopf und spüren den Schädelansatz und wie der Kopf auf dem Boden aufliegt. Gibt es Schmerzen irgendwo?

...

Oder ist alles schön locker und entspannt? Atmen Sie, spüren den Atem und lassen beim Ausatmen los – entspannen Sie sich.

...

Spüren Sie auch Ihr Gesicht. Den Kiefer, die Kiefermuskulatur, Mund, Wangen, Augen. Wie fühlen sich Ihre Augen an. Was ist mit der Stirn? Ist sie in krause Falten gezogen? Oder ist sie glatt und entspannt?

...

Stellen Sie sich wieder vor, wie mit dem Ausatmen alle Anspannung abfällt und wie alles weich und locker wird.

Zuletzt schauen Sie, ob Sie Ihren ganzen Körper spüren können. Den Zustand der vollkommenen Bewusstheit. Genießen Sie das Gefühl, einen so wundervollen Körper zu haben.

…

Atmen Sie bewusst ein und aus und dann kommen Sie langsam zurück ins Hier und Jetzt, indem Sie sich räkeln und strecken und langsam die Augen wieder aufmachen.

7 Hilfe aus der Natur

Diese Übung erdet, stabilisiert und stärkt.

Relativ neu und doch schon sehr bekannt ist das Waldbaden aus Japan. Dort nennt es sich *Shinrin Yoku*. Mit dem Baden ist weniger ein Wasser gemeint als das Erleben der Natur.

2017/2018 wurde das Waldbaden von dem österreichischen Biologen *Clemens Arvay* untersucht und belegt. Es geht darum, mit allen Sinnen den Wald und die Natur aufzunehmen. Sie können im Wald sitzen, sich auf den Boden legen, Ihrer Kreativität sind hier keine Grenzen gesetzt. Die Gerüche im Wald als auch die Geräusche wirken nachweisbar heilsam. Empfohlen wird eine Verweildauer im Wald ab 2 Stunden pro Woche aufwärts. Nehmen Sie sich auf jeden Fall Zeit für die Natur, ihre beruhigenden Gerüche und Geräusche. Man darf auch nicht vergessen, dass die Natur sich immens auf unser Immunsystem auswirkt.

Aus eigener Erfahrung kann ich sagen, dass die Natur eine wirklich beruhigende Wirkung hat und sehr viel Trost spenden kann. Im Zuge einer sehr schlimmen Krebserkrankung vor vielen Jahren war ich täglich in Wäldern der Umgebung unterwegs. Dies war auch eine spezielle traumatisierende Erfahrung, mit der ich erst lernen musste, umzugehen.

Neben den Vorteilen des Sauerstoffs, der sich natürlich positiv auf das Immunsystem auswirkt, fand ich hier gut wieder zu mir selbst und meiner inneren Stimme. In Krisen scheint es einem oft leichter, auf Stimmen im Außen, Ärzte, Eltern und so weiter zu hören. Doch letztlich ist es so, dass nur jeder selbst für sich die Entscheidungen treffen kann, die richtig sind. Niemand anders ist dazu in der Lage, eine Entscheidung abzunehmen – denn nur wir selbst können letztlich wissen, was uns wirklich guttut.

Die Natur bringt wieder Stärken zurück, die man in der Verwirrung der Krise verloren glaubt. Hier findet man Ruhe, Kraft und Unterstützung, das kann ich wirklich mit Fug und Recht behaupten. Probieren Sie es bitte aus.

Schon in den 90ern im Pädagogik-Studium wurde ich mit *Henry David Thoreau* bekannt gemacht, für den mein Professor eine große Vorliebe hatte. Früher lachten wir darüber, heute muss ich sagen: Hätte ich mich doch schon eher damit beschäftigt!

„Ich zog in den Wald, weil ich den Wunsch hatte, mit Überlegung zu leben, dem eigentlichen, wirklichen Leben näher zu treten, zu sehen, ob ich nicht lernen konnte, was es zu lehren hätte, damit ich nicht, wenn es zum Sterben ginge, einsehen müsste, dass ich nicht gelebt hatte. Ich wollte nicht das leben, was nicht Leben war; das Leben ist so kostbar. Auch wollte ich keine Entsagung üben, außer es wurde unumgänglich notwendig. Ich wollte tief leben, alles Mark des Lebens aussaugen, so hart und spartanisch leben, dass alles, was nicht Leben war, in die Flucht geschlagen wurde."[14]

(Henry David Thoreau)

---

[14] Henry David Thoreau. *Walden oder Leben in den Wäldern*. Aus dem Amerikanischen von Emma Emmerich. 22. Auflage. Diogenes, Zürich 2007 (zuerst 1897; überarb.)

8 Spaltung oder Betäubung vermeiden

Gehören Sie zu den Menschen, die ein Ventil brauchen, um Taubheit und Spaltung zu überkommen, dann helfen folgende Interventionen gut:

1. Eine scharfe Salbe oder Minzöl auf Körperstellen auftragen.
2. Scharfe Bonbons mit Pfeffer lutschen. Auch gut ist eine Chilischote, Ingwer, eine Zitrone oder andere scharfe oder saure Süßigkeiten.
3. Massage des Körpers mit einer Faszienrolle oder einem Igelball.
4. Laufen auf einer Fakirmatte mit Plastiknoppen.
5. Ein Gummiband am Handgelenk, das Sie flitschen lassen.
6. Öle aus der Aromatherapie.

Die Öle können Sie auch zuvor mit einem guten Gefühl ankern. Sie stellen sich mit der Entspannungsübung einen schönen Ort und eine schöne Situation vor und schnuppern danach an einem schönen Öl, das Ihnen gefällt. Tragen Sie den Duft in einem kleinen Fläschchen bei sich.

Bei Wut:

1. Papier zerknüllen und zerreißen.
2. Schreien. Wenn Nachbarn da sind, in ein Kissen oder im Wald/Auto.
3. Auf das Bett, auf dem weiche Kissen liegen, einschlagen.
4. Yoga-Übungen schnell und kraftvoll ausüben.
5. Auf den Boden stampfen wie Rumpelstilzchen.
6. Schütteln, siehe dieses Kapitel.

9 Wurzeln schlagen

Dies ist eine Übung, die Sie erdet und stabilisiert.

Stellen Sie sich hüftbreit auf einen rutschfesten Untergrund. Spüren Sie, wie Ihre Füße den Boden berühren und spüren Sie, als würde ein Faden von der Mitte des Kopfes nach oben gehen, wie Sie sich Richtung Himmel aufrichten. Spüren Sie Ihre Wirbelsäule vom Kreuzbein bis oben zum Nacken, die Schultern sind locker und doch stehen Sie gerade. Der Bauch entspannt sich, die Brust entspannt sich, und die Knie sind weich, nicht durchgedrückt.

Bleiben Sie einen Moment so stehen und lassen Sie jede Anspannung aus Ihrem Körper entweichen. Ihre Aufmerksamkeit liegt auf den Füßen und den Fußsohlen. Die Füße berühren so den Boden, dass der Fuß gleichmäßig auf dem Boden aufliegt. Ihre Arme hängen gemütlich und locker an ihren Seiten.

Nun beginnen Sie langsam das Gewicht auf den rechten Fuß und dann auf den linken Fuß zu verlagern, als würden Sie pendeln. Ganz leicht und ganz sanft. Machen Sie das ein paarmal, bis sie das Gefühl haben, dass Sie in der Mitte ruhen.

Stellen Sie sich nun vor, dass aus den Fußsohlen Wurzeln tief in die Erde hineinwachsen. Tiefer und tiefer wachsen die Wurzeln und verzweigen sich. Jedes Mal, wenn Sie atmen, dann atmen Sie durch die Fußsohlen ein und aus. Jedes Mal, wenn Sie einatmen, dann nehmen Sie Energie aus der Erde durch die Fußsohlen in den Körper hinauf.

So kommt die stärkende Energie der Erde in Ihrem Körper hinein. Mit jedem Ausatmen lassen Sie alles los, was Sie belastet, zu viel ist, Ihnen nicht guttut. Machen Sie das ein paar Minuten, oder so lange wie es Ihnen angenehm ist. Dann kommen Sie zurück ins Hier und Jetzt.

Atmen Sie noch ein paar Mal tief ein und aus und genießen Sie das Körpergefühl.

10 Dankbarkeitstagebuch

Heilung beginnt im Kopf. Dankbarkeit macht glücklich, zumindest innerlich reich und verlängert die Lebensspanne. Jedenfalls sagen das die Neurowissenschaftler. Dankbarkeit sollte jedoch keine Anstandsregel sein, wie wir sie als Kinder gelernt haben. Echte Dankbarkeit ist fühlbar, spürbar und lässt uns im Hier und Jetzt verweilen. Nur hier und jetzt ist alles in Ordnung, wie es ist. Dankbarkeit öffnet das Herz, gibt dem Gehirn positive Impulse.

DANKBARKEITSTAGEBUCH UND ACHTSAMKEIT

Finden Sie jeden Morgen drei Dinge in Ihrem Leben, für die Sie dankbar sind und schreiben sie in ein Tagebuch. Das muss nicht etwas sein, was richtig groß ist – auch die kleinen Dinge sind wichtig. Die Sonne, die durchs Fenster scheint, ein leckeres Essen, ein Besuch bei einer lieben Freundin.

AM MORGEN NACH DEM AUFSTEHEN SIND WIR AM KREATIVSTEN.

Wussten Sie, dass Sie morgens am produktivsten und am kreativsten sind? Klarheit und Konzentration, das sind die Qualitäten des Morgens.

Nichts stresst unser System so sehr als ein hektischer Morgen, denn so wie der Tag beginnt, so endet er auch – mit schneller Erschöpfung. Auch das Handy, E-Mails, WhatsApp-Nachrichten und Ähnliches sollten direkt nach dem Aufstehen tabu sein.

Nehmen Sie sich am Morgen genügend Zeit, schaffen sich Rituale, die Kraft geben und Sie optimal auf den Tag vorbereiten!

Das wird den ganzen Tag nachhaltig positiv beeinflussen. Auch wenn Sie für das Morgenritual die Komfortzone verlassen müssen: Es lohnt sich.

Die Übungen zur Dankbarkeit schulen gleichzeitig die Achtsamkeit. Ständig hört man überall, wie wichtig Achtsamkeit ist, doch kaum jemand kann sagen, was dies genau ist.

Achtsamkeit ist kein Gefühl, sondern eher eine Haltung. Diese innere Haltung hilft Ihnen, das bewusster zu erleben, wahrzunehmen und zu spüren, was gerade vorgeht. Zuallererst natürlich in sich selbst. Aber auch in Bezug auf die Dinge, die Sie erleben, was Sie umgibt. Das, was man das Hier und Jetzt nennt.

Sie kommen von üblichen Verhaltensmustern weg, können besser reflektieren, was Sie gerade machen, was Sie fühlen, können Handlungen besser erkennen und Sinneseindrücke leichter wahrnehmen.

Je achtsamer und aufmerksamer Sie sind, desto leichter fällt es, den eigenen Weg im Leben zu finden. Das Schreiben können Sie natürlich auch vor dem Schlafen für sich einrichten, damit die Nacht angenehmer wird und ruhiger.

11 Die Schatzkiste(n)

Die Schatzkiste ist eine Intervention, die Sie stabilisiert und Ihnen hilft, akute negative Erlebnisse oder Gefühle für einen Moment oder für ein paar Tage wegzusperren. Stellen Sie sich vor, dass sie das Gefühl oder das Erlebnis, an das Sie sich gerade erinnern, bildlich vor sich haben. Jetzt stellen Sie sich vor oder schauen Sie sich in dem Zimmer um, in dem Sie sich gerade befinden.

Vielleicht gibt es in dem Zimmer einen Karton, eine Schachtel, eine kleine Kiste, oder Sie stellen sich diese Kiste oder Schatztruhe einfach vor. Stellen Sie sich vor, vor Ihrem inneren Auge taucht jetzt eine Schatzkiste auf, die genauso aussieht, wie es für Sie richtig ist. Aus Holz, aus Metall, mit Schloss, oder ohne Schloss – ganz wie Sie es möchten. Es kann auch ein Zahlenschloss sein oder ein Schloss mit Schlüssel, den sie in ihren Händen halten. Jetzt legen Sie das, was Sie gerade belastet, in diese Schatzkiste hinein. Überlegen Sie ob noch etwas dazu kommen darf, oder ob dieses Erlebnis oder Gefühl ausreichend ist. Klappen Sie den Deckel zu, schließen Sie ab, und machen Sie sich klar, dass Sie natürlich jederzeit diese Schatzkiste wieder öffnen können. Sie müssen es aber nicht.

Dazu muss noch erwähnt werden: Sie können hier keine Menschen einschließen, lediglich Zustände oder Gefühle ebenso wie Dinge aufbewahren. Besser ist es, diese Schatzkiste an einen Ort zu fantasieren, der nicht Ihr zu Hause ist. Natürlich geht es nicht um Verdrängen, Sie haben jederzeit die Möglichkeit, diese Schatzkiste wieder zu öffnen.

Natürlich können Sie sich, je nach Erlebnissen, mehrere solcher Kistchen zulegen.

12 Das Krafttier finden

Sie setzen sich bequem in einen Sessel oder legen sich bequem hin, ohne einzuschlafen. Nehmen Sie vielleicht eine Atemtechnik oder die Meditations-Anleitung aus **Kapitel 5**, die Körperübungen, zu Hilfe.

Vor Ihrem inneren Auge können Sie eine Treppe erscheinen lassen, die Sie hinunter gehen. Zählen Sie jede Stufe mit, vielleicht von 1-10. Damit gelangen Sie in Ihr Unterbewusstsein. Es genügt schon, wenn Sie entspannt sind, die Schultern sinken lassen können, und in einen angenehmen Zustand fallen. Jetzt laden Sie in Ihrer Fantasie, Sie können es auch laut aussprechen, Ihr Krafttier ein. Bitten Sie es, sich zu zeigen. Bitten Sie es, vor Ihnen zu erscheinen, und zwar jetzt. Sie können in Ihrer Innenwelt mit dem Krafttier, das jetzt wahrscheinlich vor Ihnen (in der Fantasie) erschienen ist, sprechen.

Fragen Sie erst, welche Stärken es hat, wie es Sie beschützen kann, und fragen Sie dieses Tier, ob es Sie in Ihrem Alltag begleiten mag.

Sie können gemeinsam ein Zeichen ausmachen, einen Spruch oder einen Satz ausmachen, wie Sie das Krafttier in Ihrem Alltag zu sich rufen können.

Schauen Sie doch einmal im Internet nach, welche Bedeutung dieses Krafttier genau hat und vielleicht möchten Sie auch ein Bild dazu malen oder sich ein kleines Stofftier oder ein Tier aus Holz zulegen, sodass Sie sich noch besser mit diesem verbinden können. Krafttiere unterstützen uns, stehen uns bei, lassen uns weniger allein fühlen. Sie können sich täglich mit den Stärken dieses Tieres verbinden.

13 Variationen – Innere Helfer

Statt eines Krafttieres kann man auch an einen sicheren Ort gehen und sich dort zum Beispiel auf eine Bank setzen, an einen Baum lehnen, und nach anderen Helfern fragen. Ein sicherer Ort ist ein Ort, den Sie kennen, in Ihrer Fantasie oder in der Realität, an dem Sie sich richtig wohl und beschützt fühlen.

Sie können zum Beispiel nach einem Berater oder Coach fragen, nach einem inneren Arzt oder auch nach einem inneren Beobachter. So haben Sie jederzeit jemanden an Ihrer Seite, den Sie fragen können. Dies ist keine erneute Abspaltung, sondern einfach ein innerer Anteil, der uns hilft, uns in eine objektive Betrachtung beziehungsweise Beobachtung unserer selbst zu bringen.

Am Ende kommen Sie in den Raum zurück, in dem Sie gestartet sind und machen sich klar, dass Sie wieder im Hier und Jetzt sind. Vielleicht räkeln Sie sich, stehen kurz auf und schütteln sich, Sie können auch von 1-3 zählen und sich sagen, dass Sie jetzt wieder hellwach sind.

5.2 Trauma und Beziehung

Beziehungen sind für die meisten von uns das Wichtigste im Leben. Natürlich geht es hier nicht nur um Beziehungen als Partnerschaft, sondern um die Beziehungen zu den Eltern aber auch Freundschaften oder Arbeitskollegen, die wir aufbauen.

Jeder braucht schöne Beziehungen und/oder ein gutes **soziales Netzwerk**, um im Leben glücklich zu sein. Das müssen nicht immer Tausende von Bekanntschaften sein. Das kann auch ein kleines, feines Netzwerk sein. Doch die Beziehungen sollten insofern funktionieren, dass sie voller Vertrauen und wertschätzend sind, da sie uns sonst nicht den Halt geben, den wir brauchen. Unsere Beziehungen müssen Resilienz aufweisen, nicht nur wir selbst als Menschen brauchen diese als Eigenschaft.

Wie schaffe ich es jedoch, als traumatisierter Mensch, gesunde, **glückliche Beziehungen** aufzubauen?

Warum fällt es traumatisierten Menschen schwer, gesunde, nährende Beziehungen aufzubauen und alte Beziehungsmuster, die häufig toxisch sind, zu verlassen?

Es gibt den Begriff des **Trauma-Bonding**, der ungesunde Beziehungsmuster beschreibt, in denen beide Partner*innen eine Traumatisierung erlebt haben. Häufig ist es so, dass traumatisierte Menschen eher Menschen mit ähnlichen Strukturen anziehen. Also Menschen, die auch z. B. unter einem Entwicklungstrauma leiden. Dies geschieht besonders oft in unseren Liebesbeziehungen. Liebesbeziehungen sind die intimsten, stärksten und gefühlsintensivsten Beziehungen, in denen sich Themen, Schmerzen und Ängste besonders schnell, rasant und auch am schmerzhaftesten zeigen.

Die ersten Lebensjahre sind wir hauptsächlich der Mutter beziehungsweise den Betreuungspersonen ausgesetzt. Wir sind als Kinder hilflos und sind auf die Wertschätzung und die Zuwendung der Bezugspersonen angewiesen. Es gibt keine andere Möglichkeit für ein Kind zu überleben, als sich anzupassen. Die Existenz des Kindes hängt davon ab, wie es sich als Kind verhält. Wir alle sind davon betroffen. Alles Schreckliche, Traumatisierende, das wir erleben, bleibt in unserem zentralen Nervensystem haften, denn das ist ja genau das, was wir erlebt haben und nicht verarbeiten konnten.

Das Übermächtige des Traumas, die Situation, die wir nicht regulieren konnten, die das „Zuviel" war für uns. Es ging und geht noch immer sprichwörtlich um Leben und Tod. Wir tun als Kinder alles, um uns anzupassen, egal wieviel Missbrauch wir erleben. Wobei der Missbrauch ja oft nicht sichtbar ist, da es nicht nur um körperliche Gewalt geht.

Wenn Sie in Ihrer Kindheit ein Trauma erlebt haben beziehungsweise, wenn die Kindheit nicht so viel Sicherheit geboten hat, wie sie hätte sollen, dann wird eine eher unsichere Bindung zwischen Ihren Eltern und Ihnen selbst entstanden sein. Dies macht sich auch in den späteren Beziehungen, wenn wir also erwachsen sind, bemerkbar.

Unser **Unterbewusstsein** vergisst leider nichts von dem, was geschehen ist. Wir leben später wieder das aus, was wir gelernt haben und wiederholen es in endlosen Schleifen, bis es zu schmerzhaft wird und wir beginnen, es ins Bewusstsein zu holen und zu integrieren. Und ganz häufig schaffen wir dies nicht allein ohne professionelle Unterstützung. Beziehungsmuster, obwohl sie nicht gewünscht sind, werden dennoch häufig wiederholt. Wir würde so gern anders handeln, einen anderen Partner wählen, doch wie von Zauberhand geschieht dasselbe nochmal und nochmal.

Wir suchen uns Partner, die sich nicht um uns kümmern, die nicht verbindlich sind, die zu weit weg wohnen oder gebunden sind. Beziehungspartner, die Suchtprobleme haben oder lügen. Dies sind im Grunde alles Menschen, die selbst traumatisiert und bindungsunfähig sind. Genau das ist ja auch im ersten Moment anziehend. Denn: Es gibt eine Ebene, auf der man sich **abgeholt und verstanden** fühlt.

Zum einen geht es um **ähnliche Erlebnisse, bzw. ähnliche Gefühle und Muster im Leben,** durch die man sich schnell nah und verbunden fühlt. Zum anderen entwickelt man genau bei den Menschen ein Heimatgefühl und ein Intimitätsgefühl, von denen man verletzt wird, denn genau das ist es, was man schon aus der Vergangenheit kennt. Es fühlt sich vertraut an. So schlimm oder schmerzhaft, wie es sein mag – wir wissen, wie wir damit umgehen können. Häufig, das kann ich aus eigener Erfahrung sagen, ist das, was Ihnen Ihr vermeintliches Bauchgefühl sagt, der konditionierte Teil in Ihnen, der nur erkennt, wo er sich als Kind lieb zeigen musste. Das Alte fühlt sich an, **wie Heimat** – das scheint sehr ungerecht und ist sehr trickreich. Und das geschieht einfach immer wieder, als Muster. Es ist keine echte Heimat, es lediglich das, was man kennt.

Ein weiteres, häufiges Phänomen von traumatisierten Menschen ist, dass man sich **zu schnell** auf intime, intensive Beziehungen, egal ob Liebesbeziehung oder Freundschaft, einlässt. Das Kind in uns möchte **sofort Kontakt** haben, möchte möglichst **schnell geliebt werden** und dazu gehören. Allzu schnell rutscht man in diesen Anteil und verliert das wache Urteilsvermögen des Erwachsenen. Dann werden allzu schnell Grenzen überschritten, Täter spüren diese Hilflosigkeit und diese Bedürftigkeit. Menschen, die traumatisiert sind, sind viel leichter zu erpressen als Menschen, die gesunde Grenzen setzen können und ein toxisches Umfeld nicht zulassen.

Wie schafft man es, diese Muster zu überkommen? Dies ist ein Prozess, der es erforderlich macht, sich selbst aus einer **Vogelperspektive** betrachten zu können. Man sagt auch Metaebene. Als traumatisierter Mensch werden Sie einige Verhaltensweisen haben, die es schwer machen, den Überblick objektiv halten zu können. Z. B. nimmt man Dinge schnell persönlich, fühlt sich sehr schnell angegriffen, lässt aber auch zu schnell die eigenen Grenzen sinken, aus Angst, der andere könne sich wieder entfernen.

Wichtig ist, sich selbst erst wieder nahe zu kommen und genau zu spüren, welches die eigenen Bedürfnisse und Werte sind. Dies braucht viel **Selbstbeobachtung und Selbsterfahrung**. Oft benötigen wir Unterstützung, um klar sehen zu können und Mut, die Dinge anzugehen, die so schmerzhaft sind.

Einige Übungen dazu finden Sie Kapitel der Übungen für den Körper. Im Grunde ist alles hilfreich, was Sie ins Hier und Jetzt und in das eigene Körpergefühl bringt. Yoga, Yoga Nidra, Achtsamkeitsübungen, Meditation, Tanz, Sport.

Es ist für traumatisierte Menschen schwer, in Konflikten und Streitsituationen – in Beziehungen oder Freundschaften – stark zu bleiben und dies aushalten zu können. Konflikte treten immer auf, wenn Menschen zusammenkommen, da wir niemals 100 % Übereinstimmungen in unseren Bedürfnissen haben können. Resiliente Menschen können dies aushalten.

Man **sehnt sich nach Nähe** und hat **gleichzeitig Angst** davor, wieder verletzt zu werden. Das Gefühl, zu viel zu geben und zu wenig zu bekommen, ein ständiges Mangelgefühl, kann vorherrschend sein. Dies kann zu einer chronischen Unzufriedenheit führen, die den permanenten Mangel aus der Kindheit und auch die abgespaltenen Gefühle spiegelt.

Wichtig ist es, bei sich selbst anzukommen und die Gefühle, die schmerzhaft waren, wieder zu integrieren, um die negativen Bindungserfahrungen nicht das weitere Leben bestimmen zu lassen.

Tipps sind hier, **langsam in Beziehungen** und Freundschaften zu gehen und sich mit allem **Zeit zu lassen**. Wer Sie mag, der hat **Geduld** mit Ihnen.

Wer geht, der war höchstwahrscheinlich nicht der richtige Mensch, der so **liebevoll, verbindlich und sanft** ist, wie Sie es brauchen. Lassen Sie sich nicht unter Druck setzen.

Bringen Sie sich nicht gleich mit vollem Elan und mit allem Gefühl ein, sondern gehen Sie langsam und behutsam vor, ohne sich gleich völlig zu öffnen. Bleiben Sie zunächst in einem ungefährlichen, harmlosen Bereich, was körperliche Annäherungen und Gespräche angeht. Fragen Sie sich selbst in den Kennenlernphasen, ob auch aus der **Vogelperspektive** diese Freundschaft für Sie gut ist. Fragen Sie Ihren Körper, ob Sie mit diesem Menschen auf einem guten Weg sind.

NEUE BEZIEHUNGEN UND FREUNDSCHAFTEN
GANZ ZAGHAFT ANGEHEN.

Je zaghafter Sie am Anfang sind, desto mehr Chancen haben Sie, den anderen Menschen aus einer objektiven Ebene heraus zu betrachten und zu spüren. Dann sind Sie auch eher in der Lage, Grenzen zu ziehen. Üben Sie, Nein zu sagen oder auszudrücken, was Ihnen gefällt und was Ihnen nicht gefällt bzw. guttut.

Das Gefühl, immer zu kurz gekommen zu sein und allein zu sein bringt uns Menschen schnell dazu, dass wir zu schnell und zu intensiv mit unserer ganzen Geschichte und allem Gefühl hoffnungsvoll auf einen anderen Menschen „zustürmen." Bleiben Sie bei einer Schritt-für-Schritt-Strategie und beobachten Sie sich selbst, den anderen und sich beide gemeinsam und reflektieren Sie.

Bei Paaren können beide Partner*innen traumatisiert sein. Dies ist das Trauma-Bonding, hier ist es hilfreich, wenn beide sich in eine fundierte Paartherapie begeben, wenn die Beziehung problematisch ist. Dies hilft zu lernen, sich gegenseitig objektiver zu sehen. Das Paar lernt, sich ohne Projektion und Übertragung zu begegnen, ohne die Wunden aus der Kindheit. Ein Trauma bedeutet selbstverständlich, dass einer der Partner getriggert werden kann. Gerüche, Bewegungen, Sprüche aus der Kindheit oder von Tätern, dies alles können Auslöser sein, die wir aber nicht bewusst erkennen können. Verständnis für das Gegenüber ist hier essenziell. Sich auf den Weg zu machen um in der Beziehung gemeinsam zu wachsen, kann sehr viel von der empfundenen Einsamkeit heilen.

Natürlich sind nicht immer beide Partner*innen traumatisiert. Selbstverständlich sind Sie in der Lage, einen **liebevollen Beziehungspartner*in anzuziehen**, mit dem Sie gemeinsam wachsen und heilen können. Ist nur einer der beiden Partner traumatisiert, kann es wichtig sein, die/den Partner*in über die traumatische Vergangenheit zu informieren. Es wird dann hoffentlich leichter, mit Abweisung, Ablehnung oder anderen automatisierten Verhaltensweisen zurecht zu kommen.

Es werden oft Übertragungen stattfinden, in denen die/der Partner*in für den traumatisierten Menschen zum vermeintlichen Täter*in geworden ist. Dem Partner*in sollte es jedoch selbst überlassen sein, über die Erfahrungen und Erlebnisse offen zu reden. Nicht immer ist dies richtig und gesund. Das Angebot, sich austauschen zu dürfen und eingeladen zu sein, ohne den Druck zu haben, dies auch tun müssen, ist wertvoll.

Selbstsicherheit, Selbstliebe, Selbstvertrauen, sich seine Bedürfnisse erst einmal selbst erfüllen zu können, das sind die Grundlagen, um in Beziehung treten zu können, ohne ein toxisches Gefälle zu haben. Dann erst hört auch der Magnetismus Opfer-Täter auf.

Wenn ich selbst es schaffe, mich aus der Opferrolle zu erheben und wenn ich in der Lage bin ein klares Nein auszusprechen und Menschen zu erkennen, die nicht mein Bestes wollen und diese dann auch verlassen kann, dann bin ich in einer viel besseren und gesünderen Position. Ein gesundes Selbstvertrauen wächst nicht über Nacht.

Es ist ein Prozess der Reflektion, der Weg, sich selbst kennenzulernen und konsequent für sich selbst einzustehen und sich selbst treu zu sein.

5.3 Resilienz – Eine wichtige Stärke

Resilienz beschreibt die Fähigkeit, generell Krisen und hier insbesondere traumatische Erlebnisse zu verarbeiten. Grob gesagt, beschreibt Resilienz eine Art psychisches Immunsystem, die Ihnen dabei hilft, mit belastenden Ereignissen zurechtzukommen. Durch Resilienz bleiben Menschen psychisch gesund, selbst wenn sie starkem Stress ausgesetzt sind.

In einer Studie wiesen amerikanische Forscher 2010 nach, dass Menschen, die hin und wieder mäßigen Belastungen ausgesetzt gewesen sind, später eine höhere Resilienz zeigten. Dazu kommt, dass Kinder, die in ihrer Kindheit behütet aufwuchsen, später ebenfalls seelisch stärker sind.

Ein weiterer Faktor sind individuelle Charaktereigenschaften. Also eine bunte Mischung aus Faktoren, welche die Resilienz beeinflussen.

Das Wort Resilienz beschreibt die Fähigkeit, Lebenskrisen zu meistern, ohne langfristig daran zu zerbrechen. Das heißt im Endeffekt, dass resiliente Menschen Schicksalsschläge und schwere Zeiten ohne schwere psychische Folgen überstehen können.

In den 70er-Jahren veröffentlichte eine amerikanische Psychologin eine Studie, die Resilienz untersuchte. In dieser Studie untersuchte sie 40 Jahre lang hawaiianische Kinder, die aus schlimmen Verhältnissen stammten. Sie erlebten Gewalt, leben in Armut und litten unter fehlender Bildung. Zu ihrer Überraschung entwickelte sich ein Drittel der Kinder gut, trotz der schlimmen Erlebnisse. Anscheinend haben sie es geschafft, entsprechende Strategien zu entwickeln, um ihr Leben zu meistern.

5.3.1 Warum Sie Ihre Resilienz stärken sollten

Für ein gutes Leben sollten Körper und Geist gesund und im Einklang sein. Daher müssen sowohl Körper als auch Geist gepflegt werden, um stark und widerstandsfähig zu sein. Damit ist nicht gemeint, dass man keine negativen Gefühle mehr hat oder nicht mehr in Krisen gerät. Damit ist gemeint, dass man es schaffen kann, Krisen und negative Gefühle recht schnell zu überwinden und Emotionen zu integrieren.

Ein Baustein für eine gesunde Resilienz ist, auf sich selbst und seine Umwelt zu achten. Dabei lernen Sie, Stresssymptome wahrzunehmen und schnell genug zu reagieren. Dadurch können Sie langanhaltenden Stress schneller vermeiden und eingreifen, bevor es zu spät ist.

Ein zweiter Baustein ist die Stärkung des seelischen Immunsystems. Geraten wir in psychischen Stress, verfallen wir oft in die „Problemtrance". Das bedeutet, wir fokussieren uns auf das Problem und vor allem auf das, was uns aktuell im Leben belastet. In der evolutionären Geschichte war es überlebenswichtig, sich auf das Problem zu konzentrieren. Heutzutage bedeutet das jedoch, den Blick für das Gesamte zu verlieren. Das führt zu innerem, dauerhaftem Stress, der langfristig gefährlich wird.

Wenn Sie einmal in diesem Gedankenkarussell gefangen sind, ist es schwierig, da wieder herauszukommen. Dann überwiegen Grübeln und negative Gedanken. Beim Stärken der Resilienz kommt es deshalb darauf an, auch in solchen Zeiten den Blick für das Positive zu behalten und stärkende Ankerpunkte zu finden.

STÄRKEN SIE IHRE WIDERSTANDSKRAFT, DAMIT SIE IN KRISEN BESTEHEN KÖNNEN.

5.3.2 Die Resilienz stärken: Tipps und Möglichkeiten

Es gibt nicht die eine Anleitung zum Stärken der Resilienz. Doch es gibt Tipps, die Sie ausprobieren können.

Stress reduzieren: Was simpel klingt, ist oft sehr effektiv. Stressreaktionen sind prinzipiell lebenswichtig und haben der Menschheit über Jahrtausende das Überleben gesichert hat. In der heutigen Zeit macht er uns vor allem krank. Denn gewährleisten die Stressreaktionen Kraft für Kampf oder Flucht, können wir heutzutage im Alltag unsere Anspannung nicht auf diese Weise loslassen. Selbst wenn die gefährliche Situation vorbei ist, hält der Stress weiter an. Daher brauchen Sie ein gesundes Ventil.

Meditation: Schlaf allein reicht nicht immer aus, um sich zu erholen. Obwohl sich der Körper beim Schlafen erholt, können gezielte Entspannungstechniken wie Meditation helfen.

Klopfen: Sind Sie gestresst, reagiert der Körper mit Bluthochdruck und einem hohen Puls. Das Denken wird eingeschränkt und Sie sehen alles nur noch durch einen Tunnelblick. Gezieltes Klopfen kann Puls und Blutdruck senken, wenn Sie dabei auf bestimmte Punkte der oberen Körperhälfte klopfen.

Sicher kennen Sie das von sich selbst: Bei Stress versuchen Sie sich unbewusst durch Massieren der Hände oder Kauen auf den Lippen zu beruhigen. Das sind bereits Stressregulationsmechanismen, die ähnliche Wirkungen haben können. Denn das setzt Hormone frei und wir fokussieren uns unbewusst auf etwas anderes.

Das Klopfen auf diese Punkte hat allerdings noch eine stärkere Wirkung und schadet uns nicht. Denn Kauen auf den Lippen führt zu Rissen an den Lippen und zu Schmerzen. Punkte zum Klopfen liegen zum Beispiel über den Schlüsselbeinen, auf dem Brustbein, zwischen den Augen und unter der Brust. Eine Anleitung zum richtigen Klopfen von Gefühlen finden Sie in einem Extra-Kapitel.

Scheitern lernen: Scheitern bedeutet immer, dass ein Ziel nicht erreicht worden ist. Scheitern schmerzt und greift das Selbstbewusstsein an. Doch Sie können lernen, mit solchen Erfahrungen umzugehen und dabei Ihre Resilienz stärken.

Der erste Schritt ist Akzeptanz. Geben Sie sich nicht selbst die Schuld daran, sondern überlegen Sie, woran es lag und was Sie dagegen tun können. Suchen Sie aktiv nach Lösungen. Stellen Sie konstruktive Fragen.

Dazu können Sie sich als Alternative eine zweitbeste Lösung suchen, die Sie Ihrem Ziel näherbringt. Denn eine Alternative ist nicht immer schlechter als das erste Ziel. Erlauben Sie sich, Fehler zu machen. Lernen Sie Ihre Grenzen kennen und akzeptieren Sie diese. So können Sie Ihre Erfolge wieder zu schätzen lernen.

Atmen: Der Atem ist ein elementares Werkzeug, wenn man ihn überhaupt so nennen kann. Denn er ist natürlicherweise ohnehin vorhanden. Sie können ihn aktiv nutzen und bewusst einsetzen, um mehr zu sich zu kommen. Er hilft, sich zu fühlen, aber auch in eine schöne Entspannung zu kommen.

Atmen Sie bewusst ein und aus oder nutzen Sie den Atem, um sich beim Loslassen und Entspannen aktiv zu unterstützen. Stellen Sie sich beim Ausatmen vor, wie Sie loslassen, oder auch das, was Sie loslassen möchten. Lassen Sie es richtig aus dem Körper hinausströmen.

Setzen oder legen Sie sich bequem hin und schließen die Augen. Legen Sie Ihre Hände auf den Bauch. Fühlen Sie, wie der Atem durch Nase und/oder Mund ein- und ausströmt. Fühlen Sie, wie die Bauchdecke sich unter den Händen hebt und senkt. Lassen Sie den Atem ganz natürlich fließen und spüren Sie, wie er den ganzen Körper durchströmt.

Jede Zelle nimmt den Sauerstoff auf. Vielleicht können Sie ihn spürbar bis zu den Füßen laufen lassen. Der Atem ist lebendig und alles, was er berührt, jede Blockade, jedes eingefrorene Gefühl lässt sich so wieder auftauen.

Der Atem verbindet Sie wieder mit sich selbst und mit der unmittelbaren Gegenwart.

Wenn Sie Konzentrationsschwierigkeiten haben, können Sie mitzählen: Einatmen, ausatmen, einatmen, ausatmen und so weiter.

Dazu gibt es weitere Tipps, die helfen können, die Resilienz zu stärken:

1. Reflektieren Sie bisherige Krisen. Wie haben Sie die letzten Krisen überwunden und konnten Sie sogar etwas Gutes daraus ziehen? Was haben Sie getan, damit es Ihnen besser ging? Was waren Stärken, die Sie hier gelernt haben? Wie können Sie diese jetzt nutzen?

2. Akzeptieren Sie Niederlagen. Jeder kann mal scheitern und das ist nicht schlimm. Niederlagen geschehen. Auch hier heißt es: aufstehen und weitergehen.

3. Suchen Sie sich neue Herausforderungen. Erfahrungen zu sammeln ist wichtig und neue Herausforderungen zu meistern gibt neue Energie. Es muss nichts Großes sein. Eine schöne Radtour, die Sie noch nie geschafft haben, eine kleine Weiterbildung machen und bestehen oder eine neue Sportart ausprobieren. Das kann schon Wunder wirken, denn dadurch sehen Sie, dass Sie Dinge schaffen können. Die Resilienz zu stärken ist ein lebenslanger Prozess, der seine Zeit braucht. Setzten Sie sich deshalb nicht unter Druck und versuchen Sie nicht, in kurzer Zeit große Erfolge zu erzielen. Doch wenn Sie sich Zeit nehmen, werden Sie schnell Fortschritte bemerken.

5.3.3 Faktoren der Resilienz

Durch die emotionale Intelligenz können wir unsere eigenen und die Gefühle anderer verstehen. Die soziale Herkunft, also unser familiäres Umfeld, Freunde und Menschen aus Kindergarten, Schule und Arbeit prägen unser Selbstbewusstsein. Durch unser soziales Umfeld lernen wir auch, wie wir mit Krisen umgehen. Haben wir zum Beispiel eine starke Familie, in der man sich gegenseitig unterstützt, so hilft es uns später selbst, Hilfe anzunehmen und um Hilfe zu bitten.

RESILIENZ HÄNGT VON ZWEI FAKTOREN AB:

DER EMOTIONALEN INTELLIGENZ UND DER SOZIALEN HERKUNFT.

Besonders frühere Beziehungstraumata, aber auch akute Belastungen sorgen dafür, dass Spuren der Traumata im Gehirn zurückbleiben. Dadurch sinkt die Stresstoleranz, wodurch Sie weniger belastbar werden. Die Folge ist Erschöpfung schon bei kleineren Belastungen.

Haben Menschen schon früh in traumatisierenden Beziehungen gelebt, wurden also von Menschen verletzt, denen sie vertraut haben, können sie oft Gefühle und Angst nicht mehr gut oder gar nicht mehr regulieren.

Oder man beginnt zu dissoziieren, spaltet also einen Teil der Gefühlswelt ab, um das Erlebte zu verarbeiten bzw. nicht fühlen zu müssen. Dies scheint dann die einzige Option, es ist ein Automatismus, weil andere Strategien im System nicht angelegt wurden.

Kapitel 6

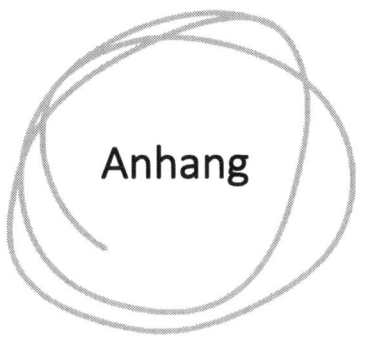

Anhang

Notfallnummern

Auch in Notfällen bekommen Sie Hilfe. Haben Sie das Gefühl, schnell und dringen Hilfe zu brauchen, warten Sie nicht. Es gibt einige Anlaufstellen, an die Sie sich wenden können, wenn Sie das Gefühl haben, nicht allein sein zu können.

Haben Sie das Gefühl, in einer akuten psychischen Krise zu sein, können Sie:

- Ihren Arzt anrufen oder direkt zu ihm fahren
- eine Klinik anrufen oder den (psychiatrischen) Bereitschaftsdienst anrufen
- oder ein Beratungsangebot in Anspruch nehmen.

DEUTSCHLAND

1.) **Telefonseelsorge**
www.telefonseelsorge.de
Anonyme, kostenlose Beratung zu jeder Tages- und Nachtzeit unter den bundesweiten Telefonnummern 0800 - 1110111 oder 0800 - 1110222 bzw.
www.telefonseelsorge.de

2.) **Kinder- und Jugendtelefon „Nummer gegen Kummer"**
www.nummergegenkummer.de
Kostenlose Beratung von Mo bis Fr 15.00 bis 19.00 Uhr unter der bundesweiten Telefonnummer: 0800 - 111 0 333

3.) In jeder deutschen Stadt gibt es psychologische Beratungsstellen, Beratungsstellen für Ehe-, Familien- und Lebensfragen, psychosoziale Beratungsstellen, sozialpsychiatrische Dienste. Diese Einrichtungen stehen jedoch nicht rund um die Uhr zur Verfügung und es müssen ggf. Beratungstermine vereinbart werden – sie sind bei akuten Krisen nur bedingt hilfreich.

ÖSTERREICH

4.) **Telefonseelsorge**
www.telefonseelsorge.at
Anonyme, kostenlose Beratung zu jeder Tages- und Nachtzeit innerhalb jedes Bundeslandes unter der Telefonnummer 142

5.) **Die Psychiatrische Soforthilfe**
http://www.psd-wien.at/psd/52.html
Telefonisch, ambulant, mobil: Beratung zu jeder Tages- und Nachtzeit unter der Telefonnummer 01- 31330

SCHWEIZ

6.) **Telefonseelsorge „Die Dargebotene Hand"**
www.143.ch
Anonyme, kostenlose Beratung zu jeder Tages- und Nachtzeit unter der Telefonnummer 143

SÜDTIROL

7.) **Die Grüne Nummer (Caritas)**
www.caritas.bz.it
(www.caritas.bz.it/de/dienste/dienste/informationen-Telefonseelsorge/10-416.html)
Anonyme, kostenlose Beratung zu jeder Tages- und Nachtzeit unter der Telefonnummer 840 000 481

8.) Young and direct (Jugendtelefon) Telefonnummer 0471 970950

9.) Telefono amico Telefonnummer 0471 288328

Sind Sie Opfer von Gewalt, gibt es ebenfalls Hilfe. Sie können sich an das Telefon der Opferhilfe „Weißer Ring" wenden. Diese Nummer ist täglich von 7 bis 22 Uhr erreichbar und kostenlos.

Opfer-Telefon 116 006

Nicht jede Krise braucht sofort professionelle Hilfe. Manchmal reichen Entspannungsübungen und Übungen zur Selbsthilfe, um sich selbst zu beruhigen. Hilft das jedoch nicht, zögern Sie nicht, eine dieser Nummern anzurufen.

LITERATUR

Amecke, M. Ängste und Panikattacken endlich zum Teufel jagen! *Angst und Panik mit dem ultimativen Angstbuch erfolgreich bekämpfen.* (Oktober 2020) Zur Vertiefung gibt es auch ein gleichnamiges Hörbuch auf allen bekannten Plattformen.

Bode, Sabine. Nachkriegskinder. Die 1950er Jahrgänge und ihre Soldatenväter. Klett-Cotta; 12. Druckaufl. 2019 Edition (9. Juni 2019)

Boos, Anne. *Kognitive Verhaltenstherapie nach chronischer Traumatisierung:* Ein Therapiemanual. Hogrefe Verlag; 2., überarbeitete und erweiterte Auflage 2014 (11. Februar 2014)

Covey, Stephan R. *Die 7 Wege zur Effektivität: Prinzipien für persönlichen und beruflichen Erfolg* GABAL; 57. Auflage, Überarbeitete (10. Oktober 2018)

Howe, David. *Bindung über die Lebensspanne*: Grundlagen und Konzepte der Bindungstheorie. Junfermann Verlag; 1. Edition (23. September 2015)

Lamprecht, Friedhelm. *Praxis der Traumatherapie.* Was kann EMDR leisten? (Leben Lernen 134). Klett-Cotta / J. G. Cotta'sche Buchhandlung Nachflg; 2., Auflage (1. März 2002)

Levin, Peter A. *In an Unspoken Voice*: How the Body Releases Trauma and Restores Goodness. North Atlantic Books; Illustrated Edition (28. September 2010)

Lohre, Matthias. *Das Erbe der Kriegsenkel*: Was das Schweigen der Eltern mit uns macht. Penguin Verlag; Erstmals im TB Edition (8. Oktober 2018)

Paulsen, Sandra. *Trauma und Dissoziation mit neuen Augen sehen:* Ego-State-Therapie und EMDR bei DIS und PTBS. G.P. Probst Verlag; 2. Edition (21. Februar 2020)

Reddemann, Luise. *Imagination als heilsame Kraft*. Klett-Cotta (Neuausgabe 2016)

Schmucker, Mervin. *Praxishandbuch IRRT*: Imagery Rescripting & Reprocessing Therapy bei Traumafolgestörungen, Angst, Depression und Trauer. Klett-Cotta; 5. Druckaufl. 2021 Edition (3. Februar 2019)

Schmucker, Mervin. *»... und wie reagiert das KIND?«*: Diagnostik und Heilung durch Innere-Kind-Arbeit in der IRRT. Klett-Cotta; 1. Edition (4. Mai 2019)

Schumacher, Sina. *Grundlagen der Bindungstheorie und Auswirkungen der Bindungspersonen auf das Bindungsverhalten des Kindes.* GRIN Verlag (22. Dezember 2020)

Shapiro, F: Eye Movement Desensitization and Reprocessing. Guilford Publications; 3. Edition (26. Januar 2018)

Thomese, Pf. *Schattenkind*. Berlin Verlag (2004).

Watkins, John G. et.al. *Ego-States* - Theorie und Therapie: Ein Handbuch. Carl-Auer Verlag GmbH; 4. Edition (23. Juli 2019)

Michelle Amecke

Der Seele wieder Flügel verleihen

1. Auflage Mai 21
©Michelle Amecke
Alle Rechte vorbehalten
Michelle Amecke
Kolmarer Straße 14, 44137 Dortmund

Umschlaggestaltung: Michelle Amecke via canva.com
Umschlag & Inhalt erstellt mit @Canva.com

Alle Rechte vorbehalten.

Wichtiger Hinweis der Autorin:

Die Informationen, Tipps, Ratschläge und Adressen in diesem Buch sind sorgfältig recherchiert und geprüft worden und entstammen auch der Erfahrung aus der pädagogischen Praxis. Doch die Angaben sind alle ohne Gewähr. Die Autorin kann für Schäden oder mögliche Nachteile, die aus dem Befolgen von Ratschlägen oder praktischen Hinweisen entstehen könnten, keine Haftung übernehmen. Alle Hinweise, Hilfestellungen und praktischen Anwendungen sollen sowohl einen (Fach-)Arztbesuch als auch eine Diagnose oder Untersuchung nicht ersetzen, sondern eine Information als Ergänzung darstellen. Für die Anwendung der Empfehlungen wird keine Haftung übernommen.

Printed in Poland
by Amazon Fulfillment
Poland Sp. z o.o., Wrocław